URIAGE ET SES EAUX.

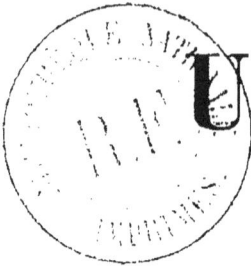

URIAGE

ET

SES EAUX

Salines et Sulfureuses,

PAR

Le Docteur A: NIEPCE,

MEMBRE DE LA SOCIÉTÉ DES SCIENCES ET ARTS DE CANNES ET DE NICE,

Médecin aux Eaux d'Uriage.

NICE,

TYPOGRAPHIE CAISSON ET MIGNON.

—

1873.

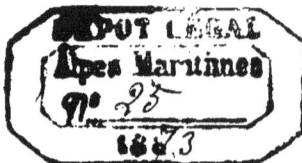

URIAGE & SES EAUX

Situation.

Uriage, est situé à 3 lieues de Grenoble, au pied
des Alpes Dauphinoises, dans une vallée très-pit-
toresque.

En sortant de Grenoble on traverse la vallée
du Graisiaudan dans toute la largeur. Tout autour
dans la plaine se montre une végétation luxuriante,
une culture d'une variété et d'une richesse incom-
parables; au milieu coule en dessinant capricieu-
sement ses nombreux méandres, l'Isère qui descend
des vallées de la Savoie. Au premier plan en avant
et en arrière la vue est bornée de chaque côté par
une double chaîne de montagnes couvertes de bois
et de cultures jusqu'au sommet; l'œil suit cette
végétation splendide par une gradation insensible
depuis la base couverte de vignes jusqu'aux som-
mités couronnées de neiges éternelles. Après avoir
atteint, au bout d'une lieue et demie, le village
de Gières, station du chemin de fer, on quitte la

route qui continue à remonter la vallée de l'Isère
se dirigeant vers la Savoie, et on tourne à droite
pour suivre l'étroite vallée de Sonnant. Alors le
site change complètement de nature. On suit un
étroit défilé dont le caractère sauvage saisit au
premier abord. Dans le fond de la gorge, coule
une petite rivière qui roule ses eaux sur un lit
creusé dans les schistes ardoisiers du lias, et à
côté se trouve juste la place nécessaire pour une
route départementale très-carrossable, tracée en
pente uniforme. A droite et à gauche se dressent,
à une hauteur de 5 à 600 mètres, des montagnes
dont les flancs escarpés sont couverts de bois et
de prairies; à chaque pas le paysage change;
tantôt ce sont les deux bases qui se rapprochent
tellement qu'on a du creuser dans le roc un
passage pour la route; on voit alors les bois
de sapins et de hêtres, suspendus au-dessus, s'é-
lancer dans les airs à perte de vue, encadrant un
ciel bleu dans un horizon bien limité; tantôt au
contraire la vallée s'élargit, et soudain on voit
apparaître les sommets de Chanrousse, ou de Bel-
ledone avec leurs rochers nus, et leur croupe nei-
geuse. — Ces contrastes, le silence troublé seule-
lement par le bruit du torrent, la solitude des lieux
font une impression des plus profondes sur le voya-
geur. Après avoir suivi ce défilé pendant une lieue
et demie, on passe devant une habitation où sont
dirigés de l'hôpital de Grenoble, les malades indigents qui ont besoin des eaux, puis on laisse
ensuite, à droite, l'usine à gaz, et au dernier dé-
tour de la route, on se trouve dans l'établissement
thermal.

Celui-ci est situé au pied d'un contrefort que couronne le château d'Uriage, dans un bassin arrondi, vestige d'un ancien lac, et à l'entrée de la riante et fertile vallée de Vaulneveys qui, large d'un kilomètre en moyenne, descend en pente douce sur uue longeur d'un myriamètre vers Vizille. C'est au milieu de cette pelouse merveilleusement encadrée de montagnes, abritée du nord, par la colline du château qui ferme la vallée si éxactement qu'il semble n'y avoir pas d'issue de ce côté, qu'est situé l'établissement thermal.

A Uriage il y a deux sources : la principale ou source sulfureuse-chlorurée-sodique, et une source ferrugineuse ; cette dernière sort de la montagne qui domine l'établissement, sur le chemin qui mène au château. On ne l'emploie guère que comme adjuvant du traitement pour l'eau sulfureuse, dans les cas d'anémie, etc., et elle se boit aux repas: on la trouve sur toutes les tables d'hôte.

La source sulfureuse débite 5,500 hectolitres par 24 heures ; elle a une température de 27° c. Elle rougit instantanément, la teinture de tourneol. Elle est conduite à l'établissement à l'abri de l'air atmosphérique et reçue en partie dans un bassin ; la buvette, les salles d'aspirations et de pulvérisations sont alimentées par l'autre embranchement.

Il n'y a pas de village à Uriage ; l'établissement seul existe au milieu de sa dépendance, placé au pied de la colline, il est exposé au midi ; de vastes cours plantées de maronniers et de platanes séparent les différents hôtels et restaurants ; une immense et fort belle pélouse entrecoupée de massifs d'arbres, où des allées et des cours d'eau dessinent gracieusement leurs contours, permet de se livrer à l'exercice de la promenade, et de respirer l'air frais pendant les chaudes journées de l'été.

L'eau est chauffée au moyen de lentilles en fonte dans un grand réservoir qui contient 1,200 hecto-litres; pour prévenir les accidents, cette lentille en fonte qui occupe tout le fond de la chaudière, est en communication avec un tube en serpentin par où s'échappe la vapeur qui n'a pas pu toute se con-denser.

A la source, l'eau est limpide, claire, avec une légère teinte opaline ; son odeur est franchement celle des œufs pourris ; sa saveur hépatique, salée et légèrement amère ; sa densité assez variable, va de 1,005 à 1,007. Elle s'emploie en boisson, en bains, en douches, en inhalation de vapeur, et en pulvérisation.

C'est au rez-de-chaussée de l'Hôtel des Bains que se trouvent les cabinets des bains et des dou-ches, la buvette, etc. Les bains au nombre de 122. Ils sont commodes, bien éclairés, avec baignoires en zinc, seul métal inattaquable aux principes mi-néraux. Il y a quelques cabinets pour enfants, contenant 3 ou 4 baignoires ; dans chacun d'eux se trouve 4 robinets, 2 pour l'eau minérale chaude ou froide, 2 pour l'eau douce chaude ou froide également, de manière à pouvoir prendre des bains mitigés. 10 cabinets sont destinés à l'administra-tion des douches locales et générales. Les douches sont administrées chaudes ou froides, ou alterna-tivement chaudes et froides (douches écossaises) selon l'ordonnance. L'eau est préparée au degré voulu dans des vases situées au premier étage contenant pour une douche générale 8 hectolitres environ. Elle tombe en colonne, ou en jet, ou en pluie à travers des grilles très-fines en platine, et de différents diamètres. Deux autres cabinets servent aussi pour la douche de vapeur, et le bain de vapeur. On a crée cette année aussi une salle d'hydrothérapie avec douche en cercle.

A côté se trouvent 2 salles de pulvérisation où l'eau, par un procédé fort simple, est projetée en un jet très-fin contre un petit disque de platine qui la réduit en poussière, comme dans l'appareil à pulvérisation du docteur Sales Girons. La pression de l'eau est déterminée par une pompe foulante, mue par un homme. La salle d'inhalation chaude contient une vasque en zinc où l'eau vient se briser, sous forme de jet vertical, et retombe ensuite en laissant dégager ses gaz. La buvette est placée dans une grande galerie vitrée, qui sert de promenoir les jours de pluie. L'eau y a la même température qu'à la source.

Le principal sel minéralisateur de l'eau d'Uriage est le chlorure de sodium, qui, ajouté au gaz acide sulfydrique, rend la composition de l'eau d'Uriage assez différente de celle d'Aix-la-Chapelle; elle contient en effet deux fois autant de principes salins, tandis que, d'autre part la haute température de l'eau d'Aix-la-Chapelle constitue une différence essentielle, la rendant plus spécialement efficace à un genre très-différent de maladies. — L'eau d'Uriage très-adaptée à l'usage interne, agit sur l'intestin à la dose de 2 ou 3 verres; mais le gaz sulfydrique modifiant l'action des sels, l'eau est mieux supportée que les eaux purement salines.

Les bains, sont cependant la plupart du temps combinés avec l'usage interne, et dans certains cas l'inhalation de vapeur, la pulvérisation d'eau sur le visage, rendent de très-utiles services. L'eau doit être prise au début à petites doses, un verre ou deux, parce que bien des estomacs ne peuvent la supporter. Pour marquer la saveur désagréable de l'eau, et pour l'accomoder aux estomacs peu tolérants, il arrive souvent de la couper avec les sirops de pensée sauvage, de Portal, d'écorces d'oranges amères, etc., ou même avec du lait.

A cette dose elle constipe presque toujours, et en même temps elle est apéritive, et excite la soif et l'appétit. C'est ce qu'on peut appeler l'effet altérant. Si on en prend de 4 à 6 verres à 1¡4 d'heure d'intervalle, on obtient presque toujours un effet purgatif doux, sans fatigues, ni coliques ; quelques personnes plus réfractaires ne peuvent cependant se purger avec cette dose qu'il n'est pas prudent de dépasser ; on prescrit alors quelques grammes de sulfate de magnésie, qui facilitent les selles. Par contre on a vu des cas, où après des bains d'eau minérale seule, la purgation avait été produite. En général il est bon de ne se purger que deux fois par semaine et de se borner à prendre un verre simplement les jours intercalaires. Le principe sulfureux facilite la digestion de l'eau et en même temps agit sur le système nerveux plus particulièrement, ce que l'on remarque bien chez les femmes nerveuses après avoir fait usage de l'eau en boisson pendant un certain temps.

Elle n'est pas diurétique ; car elle n'augmente les urines, que lorsqu'on en prend une grande quantité, phénomène qui arrive pour tout autre eau. Seulement il est important de signaler que l'eau agit sur les fonctions de la peau, en les acti-vant et en facilitant la diaphorèse, surtout si le temps est chaud.

L'eau administrée en boisson, est un des plus puissant adjuvant du traitement. Il y a bien cepen-dant des cas dans lesquels elle est contre indiquée (affection de l'estomac, affection nerveuse, etc.), mais il est incontestable qu'elle produit le meilleur résultat dans ces dermatoses aigües, à larges loca-lisations, en provoquant une dérivation salutaire sur l'intestin ; dérivation qui quelquefois permet à la poussée de passer presque sous silence.

Les cabinets des bains sont au nombre de 122 ; dans l'aile droite sont ceux réservés aux hommes, dans l'aile gauche ceux pour femmes et enfants. Ils sont situés de chaque côté d'un corridor ; très-bien amènagés, avec des baignoires commodes et spacieuses en zinc ou en fonte émaillée ; les murs sont en stuc, de manière à pouvoir resister à l'in-fluence détériorante des principes salins contenus dans l'eau.

Les bains sont pris ordinairement à la tempéra-ture de 32 ° ou 34 ° c., ou mitigés. L'eau limpide à sa sortie du robinet, ne tarde pas à se troubler ; ce phénomène arrive surtout lorsque le temps est à l'orage ; il est dû à l'absorption de l'oxygène, au contact de l'air, et l'eau laisse déposer du soufre à l'état de division. L'influence de l'état électrique de l'air à l'approche d'un orage, rend ce dépôt plus considérable encore, par suite d'une abondante formation d'ozone. (Doyon). Les bains sont éminemment toniques et fortifiants : la respiration devient plus facile, le pouls tombe de plusieurs pulsations, si la température n'est pas trop élevée, et un des effets constants est l'augmentation de la sécrétion des urines pendant le bain et quelques heures après: il est donc diurétique. Les malades s'y trouvent bien, mais à la condition de n'y pas faire un séjour trop prolongé: car alors il y a une véritable excitation du système nerveux, qui peut même provoquer l'insomnie. Le premier effet des bains est au bout de sept à huit jours, comme l'a fort bien fait remarquer le docteur Doyon, de reproduit une sédation très-marquée dans les affections de la peau; le prurit, les douleurs, et l'inflammation diminuent beaucoup pour disparaître même quelquefois à tel point que des malades se croient déjà guéris. Mais c'est un signe trompeur, et en effet, bientôt après surviennent tous les phénomènes qui caractérisent la poussée, et le meilleur moyen de calmer cette recrudescence obligée c'est de continuer encore plus scrupuleusement l'usage des bains. Cependant la poussée ne s'observe pas chez tous les malades ; j'ai déjà fait remarquer que les personnes faisant en même temps usage de l'eau en boisson et à doses purgatives, n'éprouvent pas cette poussée. Dans ces cas là il y a une dérivation sur l'intestin qui modère cette fluxion vers la périphérie. Du reste cette poussée est de très-bon augure, et on doit même chercher à l'obtenir dans les dermatoses chroniques, comme le psoriasis par exemple, ou l'enveloppe cutannée est si coriace, parcheminée, et rebelle à toute excitation. — Un effet très-connu des eaux sulfureuses en général, et d'Uriage en particulier, c'est de faire devancer l'époque de la menstruation, de rendre celle-ci plus abondante, en provoquant une fluxion du petit bassin, et des organes qui y sont contenus; le même effet est obtenu pour les hémorroïdes.

Les grandes douches sont au nombre de 14 ; placées à la suite des cabinets de bains, elles sont précédées d'un vestiaire, et se composent d'un lit en bois blanc incliné, placé sous le jet d'eau que l'on dirige sur toutes les parties du corps, en massant sous l'eau.

Les douches soit chaudes, soit froides, ou encore écossaises, produisent des résultats très satisfaisants ; dans le rachitisme, les affections nerveuses, la chorée, la scrofule conectérisée par des engorgemements indolents et multiples des ganglions lymphathiques. Les glandes sous l'influence du jet minéral, du massage, deviennent moins dures, moins volumineuses, et si on n'observe pas toujours une guérison rapide, du moins on voit la résolution arriver peu à peu. La chorée grâce aux douches prises prudemment, d'abord alternées avec les bains plus ou moins mitigés, puis prises ensuite sous la forme écossaise, se trouve bien améliorée. Seulement il faut user de beaucoup de circonspection, et augmenter graduellement les écarts de température.—Le rhumatisme articulaire chronique se trouve à Uriage, comme à toutes les eaux sulfureuses, très-bien de l'emploi des douches chaudes.

Les douches de vapeur, situées à côté de celle de pulvérisation, ainsi que le bain de vapeur agissent merveilleusement dans ces cas de dermatoses chroniques rebelles, tels que le psoriasis, le lichen, etc. En provoquant une abondante diaphorèse, elles donnent à la peau une souplesse qu'elle a perdue, et provoquent même un certain degré d'irritation très-utile. C'est alors, conjointement avec l'usage des douches qu'il faut avoir recours à l'usage interne de l'eau surtout à doses réfractées, pour modifier la diathèse ; car alors l'eau agit comme un véritable altérant. L'utilité des bains de vapeur n'est pas moins incontestable dans la syphilis ; l'abondante diaphorèse est dans ces cas, très-importante, à mon avis, en ce qu'elle modifie les sécrétions, qu'elle augmente les échanges organiques, et qu'elle facilite ainsi l'élimination du virus.

Quant à la pulvérisation, elle se prend dans deux salles contiguës et remplit une foule d'indications; les affections du visage, eczéma, impetigo, acné, lupus, syphilides, etc., les affections des cavités de la face, telles que celles de la bouche, et des stomalites, les plaques muqueuses du nez, l'ozène, les congestions, les granulations pharyniennes ayant envahi la trompe d'Eustache cause de surdité; les affections oculaires; telles que les blépharites chroniques, et les ophthalmies granuleuses invétérées peuvent y trouver un grand soulagement et même la guérison. — La poussière d'eau projetée au visage procure une sensation de fraîcheur et de bien-être tres-marquée ; la face devient moins rouge, moins congestionnée, en un mot, on observe une sédation marquée.

Cependant les affections rebelles, l'acné rosacea les conjonctivites, granuleuses ou autres, en un mot, les affections chroniques résistent à ce mode de traitement, quoique combiné avec les purgations; c'est parce que la pulvérisation n'imprime pas une stimulation assez vive aux parties malades. Dans ces cas dont il m'a été donné de voir quelques exemples, de même que dans l'éruption d'impetigo aigu survenu à la face de jeunes enfants. J'ai eu recours à un appareil pulvérisateur très-simple, que mon père, médecin-inspecteur des eaux d'Allevard, vient de faire construire. Ce petit appareil portatif, chauffé par une lampe à esprit-de-vin, est fondé sur le principe d'aspiration des liquides par la vapeur d'eau, et il permet de projeter toute espèce d'eau médicamenteuse, à des températures variant depuis 15° jusqu'à 50°, suivant la distance à laquelle on se place de l'appareil.

Voici en quoi il consiste sommairement: une lampe à alcool, surmontée d'une petite chaudière en cuivre bronzé, munie d'une soupape de sûreté, et d'un index pour montrer le niveau de l'eau à l'intérieur: et pourvu d'un tube. Cette petite chaudière sphérique est destinée à produire de la vapeur. A ce tube horizontal s'adapte une partie en verre composée de deux tubes en verre également soudés à angle droit; de ces tubes dont le diamètre est de 3^{mm}, l'un est horizontal et au moyen d'un bouchon percé en son milieu s'adapte au tube de la chaudière; l'extrêmité libre est terminée en pointe, et par un orifice capillaire. Le tube vertical plonge dans le liquide minéral ou médicamenteux, et se termine aussi par un orifice capillaire au-devant du tube horizantal. La vapeur d'eau qui se dégage par le tube horizontal, fait le vide dans le tube vertical, et le liquide monte, et au contact de la vapeur il est projeté en avant à une température qui varie suivant la distance à laquelle on se met de l'appareil.

Cet appareil m'a rendu de très-grands services dans l'ophthalmie granuleuse et l'acné rosacea, ainsi que dans l'eczéma impetigineux de la face. Comme j'en citerai quelques observations plus bas.

Les douches pharyngiennes ou faciales se prennent dans le bain, et sont éminemment propres à faire résoudre ces granulations rebelles du pharynx qui, dépendant de la diathèse herpétique, liées à des éruptions cutannées plus ou moins chroniques. De même elles agissent très-bien dans les cas de suppuration ancienne des cavités de la face, dans les affections syphilitiques des os, carie, nécrose, ou encore, ozènes, plaie par armes à feu.

Les bains de pieds, les douches locales sur les jambes agissent très-bien chez les sujets disposés aux congestions sanguines vers la face, aux erysipèles, etc.

Les cabinets de douches ascendantes sont au nombre de six, et comprennent les douches ascendantes à jet simple ou en forme d'arrosoir, les douches doivent se prendre à la température tiède c'est-à-dire 28° à 30° dégrès centigrades, car prises à une température plus basse elles peuvent nuire beaucoup, surtout chez les femmes atteintes d'affections utérines, avec leucorrhée, telles que métrites chroniques dispositions aux hemorragies. Dans ces cas là, pour peu que les malades présentent de la sensibilité dans le bas ventre, un dérangement dans les fonctions menstuelle, il faut même s'abstenir d'ordonner les douches vaginales avec l'eau minérale pure. On doit se contenter de prendre une ou deux fois par jour au plus, soit dans le bain, soit après, une injection avec de l'eau minérale tiède plus ou moins mitigée d'eau douce, au moyen d'un irrigateur ordinaire. On évitera ainsi les métrites, les inflammations graves qui ont suivi quelquefois déjà l'emploi immodéré et intempestif des douches vaginales.

Outre les divers bâtiments que je viens de signaler, on trouve encore les bains et douches destinés spécialement aux indigents pour lesquels, du reste, le propriétaire actuel M. le comte de St-Ferréol se montre d'une sollicitude au-dessus de tout éloge. C'est un petit bâtiment construit au-dessus des fournaux de chauffage, qui contient la buvette, dix cabinets de bains et deux cabinets de douches. Les indigents ne sont admis à faire l'usage gratuit des eaux que pendant le mois de juin et à partir du 15 août.

Enfin les lotions faites avec l'eau minérale tiède sont employées très-souvent pour calmer les démangeaisons accompagnées d'érethisme de la peau comme on le voit souvent dans l'eczéma par exemple. — Les lavements réussissent chez les malades dont l'estomac ne peut supporter l'eau, ou chez les enfants à qui la saveur amère et hépatique répugne invinciblement. On est bien alors forcé de recourir à cette voie d'introduction dans l'organisme, et alors il faut donner les lavements par quarts pour qu'ils puissent être gardés.

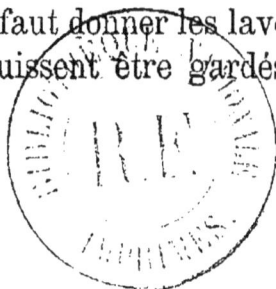

Indications principales.

L'eau d'Uriage, par sa composition, appartient
à deux classes distinctes, par son principe sulfureux, et ses sels. Elle doit donc agir à deux points
de vue différents. Jusqu'en 1821, on n'avait pour
guide dans leur emploi qu'une routine aveugle,
ou l'inspiration; du reste on ne s'adressait guère
qu'à leur propriété purgative, dont l'heureuse efficacité s'était fait sentir plusieurs fois. Mais dans
quel cas déterminé, dans quelles circonstances
précises avait-on recours à leur puissance? En face
de succès nombreux, au milieu desquels on avait
souvent à regretter des abus déplorables et des re-
vers malheureux pouvait-on tirer des inductions
utiles pour des cas analogues? On ne le savait...
C'est au docteur Billerey homme d'une haute va-
leur, qu'on doit la gloire de cette tâche. Par des
tâtonnements plus ou moins fructueux, une étude
consciencieuse et soutenue, il put déterminer quel-
ques-uns des cas où ces eaux pouvaient convenir.
C'est ainsi qu'il écrivait au baron d'Haussey,
alors préfet de l'Isère: « Les eaux d'Uriage conviennent éminemment contre les douleurs rhumatismales chroniques, même avec engorgement des
articulations, contre les tumeurs et les ulcères
scrufuleux ou dartreux, et contre toutes les espèces
de maladies chroniques et invétérées de la peau.»
Peu à peu l'expérience vint réaliser la justesse
de ces vues, et étendre encore beaucoup le cadre

des maladies auxquelles les eaux d'Uriage s'adressaient. En 1834, M. Billerey ajoutait aux affections citées déjà les métrites chroniques avec leucorrhée, les caries des os et des cartilages ; les affections nerveuses, hystériques, les paralysies, les inflammations des muqueuses, etc.

Depuis cette époque, le champ d'observation s'est beaucoup agrandi ; chaque année on a pu voir se multiplier les cas à l'infini, et aujourd'hui les indications de l'eau d'Uriage sont claires et précises. Maintenant que la science hydrologique est bien plus répandue, on pourrait à priori, tracer le cadre nosologique auquel s'adressent les eaux d'Uriage, d'après la seule inspection de son analyse. En effet l'action curative dépend soit de la chloruration soit de la sulfuration de ces eaux, ou même des deux réunies.

Au premier rang se placent les affections de la peau, pourvu qu'elles ne soient pas parasitaires ; celles-ci sont moins justiciables des eaux minérales, que de traitement locaux appropriés. Les maladies de la peau, (diathèse herpétique) se trouvent très-bien en général des eaux d'Uriage, et la guérison est d'autant plus prompte que la maladie est moins ancienne. La cure est quelquefois longue à obtenir et des malades doivent revenir deux, trois ou quatre saisons de suite pour se voir délivrer entièrement de leur affection. Aussi, plus que partout ailleurs, faut-il déraciner le préjugé de la saison.

Par leur double composition saline et sulfureuse les eaux d'Uriage s'adressent à une foule de maladies. — D'une part le principe sulfureux agit d'une façon spéciale sur la peau ; pendant l'immersion dans le bain le soufre qui se précipite au contact de l'air, se dépose sur l'enveloppe cutanée ; et est absorbé en partie pour être entraîné plus tard dans la circulation. Sous ce rapport l'eau d'Uriage agit comme les eaux sulfureuses simples ; l'élément sulfureux produit sur la peau une irritation qui est quelquefois assez vive, phénomène heureusement contrebalancé par les principes salins, dont l'antagonisme est réel.

L'élément sulfureux modifie heureusement les dermatoses. D'un autre côté les principes salins contenus en même temps dans cette eau, exercent sur cette même enveloppe cutanée une action sédative qui contrebalance et modère très-heureusement l'effet de l'élément sulfureux. M. Gerdy attribue cette influence au chlorure de sodium dont l'eau contient plus de 7 grammes par litre. Aussi au lieu d'observer, comme on pourrait s'y attendre, une recrudescence, ou même une exacerbation dans les affections de la peau, voit-on presque toujours, au contraire, dans le début, un amendement des symptômes. Non-seulement l'eau d'Uriage agit directement ainsi et localement sur les maladies du tégument externe, mais par ces deux éléments, soufre et chlorures, elle modifie par l'usage interne, les humeurs et agit pour ainsi dire à la manière des altérants, sur les glandes et et les principaux viscères. Ainsi donc avant tout : les affections de la peau, non parasitaires, sont justiciables des eaux d'Uriage. Mais c'est en effet ce que prouve la clinique. L'efficacité est d'autant plus sûre et plus rapide que l'affection est plus

récente; les formes sèches, squameuses, tuber-
culeuses, résistent beaucoup plus. Ces eaux exer-
çant une action très-puissante sur le systême
lymphatique, la scrofule et les affections cutanées
dépendant de cette diathèse, se trouvent très-faci-
lement améliorées.

Maladies de la Peau.

Le traitement thermal des maladies de peau se
compose des bains, douches, pulvérisations, etc.,
associés à l'usage interne de l'eau. Si l'affection
se trouve localisée sur la face, ou dans une de
ses cavités, on peut se servir avec fruit des pulvérisations froides ou tièdes. Mais en même temps il
faut absolument, à moins de contre-indications
fournies par l'état des voies digestives, prendre
l'eau à l'intérieur. On se trouve dès lors en
présence des deux alternatives; doit-on prendre
l'eau à dose refractée ou à dose purgatives ? Si les
lésions occupent une grande surface, si l'irritation
est vive, il est d'une bonne pratique de prendre
l'eau à dose purgative à des intervalles variés; si
au contraire l'affection est ancienne, et rebelle, il
faudra outre les purgations régulières, prendre
l'eau à dose réfractée, de manière à modifier par
son absorption la diathèse elle-même. La purgation, du reste, est très-douce, et produit un effet
très-salutaire par sa dérivation sur l'intestin.
L'eczéma est la plus répandue, et en même
temps la plus rapidement guérie à Uriage. Seulement il faut avoir soin de suivre un traitement

thermal des plus complets, si l'on ne veut point être menacé de récidive.

Les affections liées au lymphatisme, l'impetigo, sont loin d'être une contre-indication aux eaux d'Uriage ; en effet l'impetigo de cuir chevelu ou du visage chez les enfants est l'affection qui se guérit le mieux à l'Uriage.

Ces affections, lors même qu'elles s'observent sur des sujets à constitution débile avec anémie, rachitisme, ou scrofule sont très-heureusement modifiées à Uriage.

Les affections erythémateuses comme l'erythème simple, l'erysipèle, les urticaires trouvent aussi un grand soulagement à Uriage. C'est surtout dans l'érysipèle facial récidivant qu'il faut purger fréquemment, afin de former sur l'intestin une révulsion énergique. Les affections vesiculeuses, comme l'herpès, et en particulier l'herpés labialis et préputialis résistent quelquefois, mais finissent par céder.

Parmi les dermatoses pustuleuses, l'acné simple et l'acné rosacea se voient souvent à Uriage, cette maladie attaque les follicules sébacés de la peau, et résiste avec une opiniâtreté quelquefois désespérante, mais non pas invincible, à toutes les ressources de la thérapeutique thermale.

Les maladies squameuses, offrent un chiffre fort élevé ; le pitysiasis capitis avec ses plaques rouges et sa desquamation furfuracée incessante, coïncide presque toujours avec l'angine glanduleuse, est quelquefois assez long à déraciner. Quant au psoriaris, il est caractérisé par un épaississement de la peau dont les fonctions sont supprimées;

la perspiration n'a plus lieu, au lieu de la moiteur ordinaire, on trouve de la sécheresse, et les squames plus ou moins épaisses sont dures et rugueuses. C'est donc ces cas qu'il faut par tous les moyens pousser vigoureusement à la peau en excitant par les douches, les bains de vapeur, etc.

Pour les affections papuleuses (prurigo, lichen), les eaux minérales sont le plus sûr moyen de les modifier. Palliatif toujours assuré, quelquefois, mais ordinairement dans un temps assez long, elles peuvent améner la guérison. Cependant la démangeaison dans le lichen trouve un grand soulagement à Uriage. Là aussi il faut pousser à la peau. Quant au lupus ou esthiomène, on est quelquefois assez heureux pour en arrêter les développements en ajoutant toutefois à l'action souvent insuffisante des eaux, des auxiliaires puissants, choisis surtout parmi les caustiques.

Enfin la diathèse herpétique ne se manifeste pas seulement à nos yeux par les affections cutanées. Les muqueuses sont solidaires de l'enveloppe cutanée. Si les fonctions de la peau sont troublées par un refroidissement subit, aussitôt les muqueuses redoublent d'activité pour suppléer à son défaut et deviennent ainsi le siége d'irritations plus ou moins vives. Le principe herpétique qui avait primitivement atteint la peau, peut l'abandonner brusquement et porter son action sur les muqueuses. Ainsi s'expliquent les laryngites, pharyngites granuleuses, les otites, les coryza, etc.

Iʳᵉ OBSERVATION

Eczéma simple aigu.

Mᵐᵉ M. de Grenoble, 40 ans, constitution faible, tempérament lymphatique, a joui jusqu'à présent d'une bonne santé ; cependant elle porte des varices aux deux jambes ; ces dilatations variqueuses ne sont survenues que sous l'influence de la marche et de la fatigue vers l'âge de 25 ans. Il y a deux ou trois mois, cette malade s'est fait une plaie à la région dorsale et interne du pied gauche ; la cicatrisation tardive n'a pu se faire complétement, et il est resté deux petites fistules ne dépassant pas toutefois l'épaisseur du derme. A ce niveau la peau est rugueuse, épaisse, criblée d'orifices donnant issue à une sécrétion purulente, mais peu abondante. Sur ces entrefaites la malade fit un faux pas il y a quelques jours et eut une entorse au même pied. Dès lors la rougeur du pied augmenta ; il apparut une éruption assez intense de petites élevures rouges, laissant suinter un liquide séreux, et accompagnée de vives démangeaisons. A ce moment, le 5 juillet 1872, elle m'est envoyée aux eaux d'Uriage, et voici l'état qu'elle présentait :

La jambe gauche depuis le tiers inférieur jusqu'à l'extrémité du pied est le siége d'une rougeur considérable avec tension de la peau qui est épaisse, rugueuse, parsemée de petites vésicules laissant suinter un liquide trouble : l'inflammation est vive, accompagnée de prurit et de douleurs assez vives. Il y a une claudication manifeste, la malade ne pouvant pas s'appuyer sur sa jambe ; les mouvements communiqués sont aussi très-douloureux. L'état général laisse à désirer ; l'appétit est diminué, la langue saburrale, les digestions assez bonnes cependant. Le facies est pâle, amaigri, en un mot la malade présente les caractères d'une anémie assez profonde.

Prescription : — Bains tièdes d'eau minérale tous les jours à 35° centigrades. Lotions et compresses souvent renouvelées. Purgations tous les quatre jours avec 5 verres d'eau minérale pris à un quart d'heure d'intervalle.

6 Juillet. — La malade a pris une purgation qui lui a procuré 3 selles, sans coliques, elle a aussi pris son premier bain, mais les douleurs du pied sont plus vives ; en même temps on observe une autre phénomène ; l'œil droit s'est tuméfié, il est très-rouge, ainsi que les paupières. Néanmoins je fait continuer le traitement déjà prescrit.

16 Juillet. — La malade a vu depuis deux ou trois jours ses démangeaisons augmenter ; c'est une véritable douleur qui lui enlève tout sommeil; le pied est très-rouge, ce phénomène n'a rien d'inattendu ; c'est la poussée des eaux qui a lieu, et il est indispensable de continuer le traitement thermal. Cependant pour apaiser les vives démangeaisons, et pour diminuer l'inflammation, je fais suspendre les lotions minèrales pour avoir recours aux cataplasmes d'amidon qu'on renouvellera fréquemment dans la journée. En même temps je prescris la position horizontale et inclinée de la jambe de manière à favoriser le plus possible la circulation.

24 Juillet. — La poussée est passée ; la jambe bien moins douloureuse, est en pleine résolution : cependant je remarque encore deux points rouges, l'un au niveau de la malléole interne ; l'autre 10 centimètres au-dessus de la malléole externe. Je fais continuer exactement les bains d'une heure de durée chaque jour, et comme les démangeaisons sont calmées, je fais suspendre les cataplasmes d'amidon. Les purgations sont toujours continuées tous les quatre jours, sans fatiguer les voies digestives.

31 Juillet. — La malade va beaucoup mieux ; il n'y a plus qu'une petite rougeur à la jambe autour de la malléole externe où la peau présente encore quelques petites vésicules. J'aurais cependant désiré que la malade continuât encore son traitement thermal jusqu'à la disparition de tous ces symptômes ; mais ses occupations la rappelèrent à Grenoble. Elle partit donc après avoir pris vingt bains et six purgations. Je consentis au départ de cette malade avec l'espoir que sa maladie, en grande partie effacée, achèverait ensuite de disparaître par l'influence consécutive du traitement qu'elle venait de subir. Mon espoir n'a pas été trompé, car je l'ai revue un mois et demi plus tard, le 14 septembre, et elle était guérie de sa maladie de la peau, aussi bien que de sa plaie primitive. Elle marche parfaitement, et pour consolider sa guérison, elle reviendra l'été prochain faire une nouvelle saison.

Voilà un fait qui prouve combien les eaux d'Uriage sont efficaces, même dans les dermatoses aigües ; en effet l'eczéma apparu depuis un mois rendait toute marche impossible ; les premiers bains augmentent cette inflammation, et au quinzième jour, après le début du traitement, la poussée se produit non pas sur la surface du corps entier, mais sur la jambe malade où elle provoque une recrudescence, en même temps, on observe de l'anorexie, des maux de têtes, indices certains de l'action des eaux, puis en continuant le traitement thermal, on voit tous ces symptômes diminuer graduellement, pour disparaître sans retour. Ce cas est d'autant plus intéressant que la malade portait des varices déjà anciennes qui étaient la seule cause portée au retard dans la cicatrisation de la plaie observée. Il y a eu là non seulement une action sédative de l'eau, mais un effet régressif comme le prouve la guérison de la plaie.

IIme OBSERVATION.

—

Eczéma simple des mains
avec pharyngite granuleuse.

M. F... de C... vingt-cinq ans, est doué d'un tempérament mixte et d'une constitution assez forte, mais ne présente aucun antécédent héréditaire dans la famille; il a eu des laryngites fréquentes dans son enfance; il avait une très-grande facilité à s'enrhumer; il a été envoyé, il y a quatre ans, aux eaux d'Allevard pour combattre cette fâcheuse tendance et en même temps pour traiter les granulations qui tapissaient toute la partie postérieure du pharynx. Sous l'influence d'un traitement bien dirigé à Allevard, il éprouva sinon une guérison, du moins une amélioration très-notable, et s'enrhuma moins les hivers suivants. Mais en prenant part à la dernière guerre, sous l'influence des froids, de conditions hygiéniques fort mauvaises, il vit apparaître aux deux mains, surtout à la face palmaire, une éruption assez confluente d'eczéma. En même temps le pharynx restait toujours rouge, couvert de granulations, et était cause de beaucoup de gêne. Du reste, il n'y a jamais eu de manifestation cutanée ailleurs qu'aux mains. En hiver l'eczéma disparaît à peu près en partie, mais le pharynx alors devient plus susceptible, le malade tousse un peu, et le matin il a beaucoup de peine à détacher les mucosités qui tapissent son pharynx. En été le phénomène inverse a lieu; une grande amélioration se produit du côté de la gorge, tandis que les mains deviennent rouges, injectées, douloureuses, gonflées même; le malade est pris de démangeaisons très-vives. A son arrivée, le 9 juillet, à Uriage, voici dans quel état je le trouvai: la paume des mains est seule prise; tout le reste du corps est indemne, la peau ordinairement mince et fine de la paume des mains est en ce moment rouge, épaisse, couverte de petites éminences formées par des vésicules pleines, sécrétant très-peu; la face palmaire est sèche; la moiteur et la perspication cutanée ne se font pas du tout; de plus le malade accuse des démangeaisons assez vives. Il est bon de remarquer, avant d'aller plus loin, que le malade n'a pas eu la syphilis, et jamais de rhumatismes. Tous ces symptômes, affection cutanée et granulations pharyngiennes, sont intimement liés entre eux. L'état général est excellent; les voies digestives ne souffrent nullement.

Prescription. — *9 juillet*. Bains tous les jours à 33° centigrades d'une heure de durée; puis lotions plusieurs fois par jour avec l'eau d'Uriage tiède; purgations deux fois par semaine avec six verres d'eau. Un verre d'eau tous les jours en sortant du bain. Pour calmer les démangeaisons le soir onction sur les mains avec une pommade à l'huile de cade et au sous-carbonate de soude. Régime sévère et rafraîchissant.

15 Juillet. — Sous l'influence des premières purgations et des quatre premiers bains l'éruption des mains a disparu entièrement, sans laisser aucune trace, la peau est devenue moite, douce; on n'observe plus ces injections et marbrures sur les mains comme auparavant, et on ne voit plus aucune vésicule. Les granulations pharyngiennes sont restées stationnaires. Malgré, ou mieux à cause de ce changement aussi rapide qu'inespéré, le malade continue le traitement thermal très-scrupuleusement. Je dois ajouter que cette guérison radicale s'est maintenue pendant tout le séjour de de M. F... aux Eaux d'Uriage, sans être entravée par aucune recrudescence ni poussée.

2 Août. — Après avoir pris vingt-deux bains entiers, cinq purgations, le malade est parti complètement guéri; sauf sa pharyngite granuleuse qui persiste sans aucune recrudescence. J'ai fortement engagé le malade à revenir l'an prochain faire une nouvelle saison à Uriage pour consolider sa guérison, et la rendre plus durable.

Cette maladie complexe, se manifestant à la périphérie sur la peau par un eczéma, à l'intérieur sur la muqueuse pharyngienne par des granulations n'est point due à une cause accidentelle. Il faut évidemment chercher plus profondément et, en effet si l'on observe que l'eczéma et la pharyngite sont intimement liés l'un à l'autre, que l'un disparait quand l'autre se montre, et vice-versà, on est bien forcé d'admettre une cause autre qu'une cause venant de l'extérieur. Si l'on remarque la corrélation intime qui existe entre la peau et les muqueuses dont les fonctions se contrebalancent, on verra dans ce cas la manifestation pure et simple de la *diathèse herpétique*. Et en effet, je suis loin d'affirmer que le malade dont l'eczéma a cédé si rapidement, ne voit pas son affection reparaître de nouveau sous la moindre cause déterminante; et cela s'explique très-bien en admettant la présence dans l'organisme de ce qu'on a appelé le vice dartreux. De reste ces affections trouvent à Uriage au bout de la première et de la deuxième saison une amélioration sensible, et si le malade persévère dans l'emploi des eaux, intus et extra, en même temps qu'il a recours aux préparations arsénicales, qui jouent le rôle d'altérants, et modifient la peau, en agissant à la longue sur les secrétions cutanées et sur le sang, si le malade joint à tout cela, une hygiène bien entendue et sévère, il triomphera de cette affection aussi tenace qu'elle est peu grave.

IIIme OBSERVATION.

—

Eczéma simple du sein.

Mme F... de M... âgée de 40 ans, constitution forte; tempérament lymphatique sanguin, a toujours joui d'une assez bonne santé; elle n'a jamais eu de rhumatismes, ses parents sont morts dans un âge avancé. Mme F... a eu, il y a sept ans, une fièvre typhoïde qui n'a pas été trop grave, mais dont l'allure avait commencé par des accès intermittents. Enfin, il y a deux ans, étant venue à Uriage, non pour y faire un traitement, mais pour passer l'époque des chaleurs caniculaires, Mme F..., sans cause connue, fut prise de douleurs très-violentes dans le côté droit, au niveau du foie; cet organe devint plus gros, plus sensible, et en même temps on observa de la diarrhée, des insomnies, avec un état général assez grave. Cette affection du foie que ces renseignements incomplets ne me permettent pas de spécifier, céda au repos, à un régime sévère, et aux bains émollients. Elle n'a jamais observé d'ictère. L'année suivante elle alla faire une saison à Vichy, qui la remit complètement, et depuis cette époque, elle n'a plus ressenti aucune douleur dans le foie, néanmoins Mme F... est retournée à Vichy l'été dernier, et à son retour elle s'aperçut d'une éruption progressive qui se faisait sous le sein droit. Bientôt les démangeaisons, l'irritation de la peau surtout dans le repli qui entoure la base du sein, devinrent assez vives pour inquiéter Mme F... Cependant il y avait très-peu d'exsudation, et au début, le médecin de Mme F... consulté ne reconnaissant point encore les caractères d'un eczéma aigu, fit une légère cautérisation. L'inflammation ne céda point, et bientôt une partie de la base de la poitrine à droite était couverte de cette éruption. On se décida alors à envoyer Mme F... à Uriage. A son arrivée voici ce que j'observe :

Sous le sein droit, et dans toute la région qui le sépare de l'extrémité inférieure des fausses côtes, eczéma aigu, caractérisé par une éruption confluente de vésicules, avec excoriation, suintement de sérosité, et quelques croûtes légères ; démangeaisons très-vives, rougeur considérable.

Le foie est revenu à son état normal, cependant à l'époque de chaque menstruation Mme F... remarque que son foie augmente de volume et elle éprouve dans l'hypocondre droit une sensation de plénitude et de pesanteur. Du reste l'état général est bon ; les fonctions digestives s'accomplissent bien ; sauf une légère constipation qui est habituelle chez la malade douée d'ailleurs d'un certain embonpoint.

Prescription, 25 juillet. — Bains d'eau minérale pure tous les jours à 34° c. d'une heure de durée ; purgations tous les cinq jours avec cinq verres d'eau d'Uriage. — Lotions fréquentes avec l'eau minérale tiède.

21 Juillet. — Les purgations fatiguent un peu la malade, je réduis la dose à quatre verres, me

bornant à ajouter 20 grammes de sulfate de magnésie à prendre en deux fois dans les deux premiers verres. — Cependant, déjà sous l'influence
des bains, la surface ulcérée diminue ; je prescris,
pour isoler les surfaces, et calmer le prurit, de
la poudre d'amidon avec de la charpie.

Le 9 août. — La malade ayant dans son zèle,
et à mon insu, rapproché les jours de purgation,
son estomac se trouve indisposé, et je me vois
forcé de proscrire toute espèce d'usage de l'eau à
l'intérieur. L'eczéma continue à diminuer de jour
en jour, et enfin le 12 août, malgré mes observations pressantes, Mme F... quitte Uriage, n'ayant
plus qu'une petite rougeur sous le sein droit de
la largeur d'une pièce de deux francs. Du reste
elle emporte de l'eau d'Uriage, pour continuer chez
elle les lotions minérales.

Voilà encore un troisième succès dû incontes-
tablement aux eaux d'Uriage ; il est à remarquer
que la poussée n'a pas eu lieu, et que malgré
la cessation de l'ingestion de l'eau, l'affection s'est
aussi rapidement guérie qu'elle l'eût été sous l'influence d'un traitement par l'administration de
l'eau intus et extra.

IVme OBSERVATION.

—

Eczéma de la face.

M. G... d'A... âgé de huit ans, est doué d'une
constitution moyenne, quoique assez développé

pour son âge ; il a un tempérament essentiellement lymphatique, a souffert beaucoup en nourrice ; de plus il est sujet aux rhumes et a eu,
l'hiver dernier, une bronchite assez grave. Du
reste il n'y a aucun antécédent héréditaire à relever
du côté des ascendants, soit au point de vue des
affections thoraciques, soit au point de vue des
affections de la peau. A la suite de cette bronchite
dont l'enfant a conservé un reliquat (toux, un peu
de dyspnée), l'enfant a vu apparaître sur toute
la face une éruption très-confluente d'eczéma à
forme très-peu sécrétante ; on l'envoie à Allevard
pour y prendre les eaux qui ont amélioré l'état
de la poitrine ; après y avoir fait un traitement
de vingt jours, il arrive à Uriage, et voici dans
quel état il se présente : Toute la face est couverte
d'une masse de vésicules rouges, ne donnant pas
issue à un liquide, mais très-prurigineuses. Sous
l'angle de la mâchoire je trouve un des ganglions
sous-maxillaires très-induré, peu mobile sous la
peau, où il s'ouvre par un orifice terminant un
trajet fistuleux de quelques millimètres d'étendue.

C'est donc une adénite suppurée sous-maxillaire. L'enfant n'a pas d'éruption ailleurs qu'à
la face ; du reste jamais de rhumatisme, état
général bon ; les fonctions digestives ne laissent
rien à désirer, la poitrine ne présente aucun
changement à la percussion, l'auscultation permet
d'entendre quelques râles de bronchite disséminés
dans les deux poumons, il est peut-être utile de
remarquer en passant que la bronchite a précédé
l'apparition de la dermatose, mais qu'une fois
cette dernière apparue, la marche de la bronchite
n'en a été influencée ni en bien ni en mal.

Prescription. — *16 Juillet.* Tous les jours un bain complet à 35° et de quarante minutes au début; chaque jour en sortant du bain une verrée d'eau minérale prise à la source, et coupée avec le sirop de Portal, tous les cinq jours purgation avec trois verres d'eau d'Uriage à un quart d'heure d'intervalle chaque; deux fois par jour pulvérisations tièdes avec le pulvérisateur dont j'ai fait la description; le soir application sur la face de compresses imbibées d'eau minérale tiède.

20 Juillet. Le ganglion sous-maxillaire se ramollit un peu et diminue de volume; le teint du visage est moins rouge. Les bains sont portés à une heure de durée, les pulvérisations sont prises pendant vingt minutes chaque fois.

26 Juillet. C'est le dixième jour du traitement, l'amélioration momentanée, due au premier effet des eaux, ne s'est pas maintenue, la face se couvre de vésicules d'eczéma très-confluentes; l'enfant éprouve de l'anorexie, un peu de fièvre; il est en pleine poussée des eaux. Quelques boissons émollientes, une nourriture plus douce et plus parcimonieuse, sont ordonnées. L'enfant a déjà été purgé deux fois, et chaque fois il a eu trois selles liquides, mais sans coliques et sans perturbation intestinale.

28 Juillet. L'éruption est stationnaire et n'augmente plus; il est survenu deux pustules d'impétigo sur le cuir chevelu; les démangeaisons sont très-vives, et l'enfant ne peut pas bien respirer. Néammoins comme les purgations sont bien supportées, j'ordonne, dans le but de provoquer une petite révulsion intestinale, afin de diminuer la poussée, pour le lendemain matin quatre verres d'eau d'Uriage avec dix grammes de magnésie dans les deux premiers verres, en même temps je préscris les cataplasmes d'amidon sur le visage le soir en se couchant, et dans la journée, deux séances de pulvérisation de quinze minutes chaque suivies d'application de poudre d'amidon sur les surfaces mouillées.

31 Juillet. — La face est presque complètement revenue à l'état naturel ; elle a perdu sa coloration rouge ; on voit encore quelques rares traces de vésicules qui sont remplacées par de petite lamelles furfuracées dont la desquamation est des plus rapides. L'adénite sous-maxillaire a beaucoup diminué aussi. — Le traitement est continué, en ramenant à quatre le nombre des verrées à prendre comme purgation ; les bains tous les jours, et les pulvérisations.

6 Août. — L'enfant est à peu près guéri ; sa mère le reconduit chez lui, et l'été prochain il reviendra achever sa guérison.

Voilà un cas complexe, exemple avéré d'une diathèse herpètique entée sur un tempérament lymphatique. Cette prédisposition aux bronchites, cette bronchite contractée peu de temps avant l'apparition de l'eczéma de la face, sont bien les caractères d'une prédisposition morbide acquise ; chez ce malade, l'évolution du traitement s'est faite d'une manière classique, si je puis m'exprimer ainsi ; d'abord la diminution dans les symptômes observés, puis vers le dixième jour une poussée suraiguë survenant avec réaction sur l'état général ; enfin la disparition graduelle en douze jours

de tous ces phénomènes. Je suis heureux de signaler
dans ce cas l'excellent effet obtenu par le nouveau
pulvérisateur qui a contribué pour beaucoup à la
prompte guérison. Sous l'influence de séances ré-
pétées deux ou trois fois par jour, sans avoir cessé
à l'époque où l'éruption était plus confluente, la
peau du visage s'est adoucie ; l'enfant du reste
se trouvait si bien de ces pulvérisations tièdes,
qu'il eût été prêt à les renouveler bien plus fréquemment. Il ressentait à la suite une douce fraîcheur, un bien-être relatif qui remplaçait les démangeaisons très-vives éprouvées avant chaque
séance. Et de fait, dans ces cas il serait peu ra-
tionnel d'envoyer un malade dans une salle de
pulvérisation froide, après laquelle la réaction s'o-
père, et la congestion sanguine de la peau devient
plus intense. Je crois donc tirer de ces eczémas
de la face à caractères aigus, une indication très-
précieuse pour l'emploi de cet appareil nouveau.
Mais là ne se bornent pas ces indications ; je vais
en faire voir de plus évidentes et plus urgentes
encore.

L'impetigo est une des affections cutanées qui
cèdent le plus rapidement au traitement thermal,
sans doute parce qu'il est une des manifestations
du tempérament lymphatique. Il est rare qu'on
soit obligé de recourir deux fois de suite aux
eaux ; la guérison se fait le plus souvent remarquer dès qu'on a fait usage des bains d'Uriage.

Vᵐᵉ OBSERVATION.

—

Impetigo aigu du visage.

Mˡˡᵉ A.... fille d'un excellent confrère est âgée
de trente-un mois ; elle est très-bien développée,
grande et grosse ; a toujours joui d'une bonne
santé, mais a eu des mauvaises nourrices, qu'on
a dû changer plusieurs fois. Sa famille présente
les meilleures conditions de santé, et ne lui a
légué aucun antécédent héréditaire. Tempérament lymphatique. Cette enfant, sans cause déterminante, a vu, il y a quinze jours, sa face
se couvrir de vésico-pustules d'impétigo ; les
membres et le tronc ne présentaient qu'une éruption fort discrète. Elle est immédiatement dirigée
à Uriage où elle m'est adressée, et voici dans
quel état je la trouvai : La face est parsemée
de croûtes jaunâtres peu épaisses, avec une
auréole rouge à la base. Ces pustules desséchées
ne sécrètent plus guère qu'une très petite quantité
de pus ; l'impetigo s'est limité, sauf vers l'oreille
droite où quelques pustules viennent de se montrer sur l'orifice du conduit auditif externe. L'état
général du reste est bon, il n'y a pas de fièvre ; les
fonctions digestives s'accomplissent très-bien ;
l'appétit est conservé.

Prescription, 5 Juillet. — Tous les matins une
demie-verrée d'eau d'Uriage coupée avec le sirop
de Portal. Tous les quatre jours deux verres d'eau

pour provoquer une légère purgation. Tous les jours un grand bain de 34° c. et de vingt minutes de durée, mitigé d'abord moitié eau douce, moitié eau minérale. Lotions fréquentes avec l'eau minérale tiède, et le soir compresses imbibées de la même eau en applications sur la face.

9 Juillet. Le traitement est bien supporté ; seul l'appétit diminue un peu. L'enfant ne pouvant se résigner à boire l'eau minérale, même masquée par le sirop, je la purge avec un quart de biscuit purgatif à la scammonée. Les bains se continuent exactement. Je prescris alors des pulvérisations tièdes sur le visage avec l'appareil dont j'ai fait la description plus haut.

Les croûtes disparaissent très-rapidement, ne laissant à leur place qu'une petite plaque rouge dissipée promptement aussi.

Et le *14 juillet*, c'est-à-dire neuf jours après le début du traitement thermal, je ne trouve plus une seule trace de l'affection cutanée, sauf une petite pustule au sourcil droit. Le teint est frais, l'appetit complétement revenu, malgré une légère diarrhée qu'à eue l'enfant la veille.

On ne peut guère la faire consentir à boire l'eau de la source minérale, et elle est assez rebelle à la purgation.

Cependant à cause de la diarrhée qu'elle a éprouvée, je ne la fais purger que trois jours après, avec un demi biscuit à la scammonée. Elle prend toujours les bains entiers à 35° c. de 45 minutes de durée.

19 Juillet. Il n'y a plus traces de rougeur ni de pustules. L'enfant ne boit plus d'eau qu'il est impossible du reste de lui faire prendre.

26 Juillet. L'enfant a déjà pris dix-huit bains, et pour la fortifier, je prescris tous les deux jours alternativement avec les bains une douche écossaise avec un petit écart de température à 26° et 38° c.

28 Juillet. Je prescris une quatrième et dernière purgation avec 10 gr. de manne, puis je fais prendre une douche et un bain alternativement tous les jours.

Enfin le *30 Juillet* ; l'enfant quitte Uriage *complétement guérie* de son impetigo, après avoir pris quatre purgations, vingt-trois bains entiers, deux douches et quinze pulvérisations tièdes.

Voilà un exemple d'impetigo dans lequel les eaux d'Uriage, ont eu le plus grand succès. En neuf jours les croûtes étaient tombées et en quinze jours il n'y avait plus traces de l'affection.

A côté de ce cas je vais en produire deux autres non moins intéressants, quoique survenus au contraire pendant le cours du traitement par les eaux d'Uriage chez de petits enfants aussi, et qui n'ont exigé qu'un traitement un peu plus long.

VIme OBSERVATION.

—

Anémie — Impetigo de la face.

M. P. M..... de Milan, âgé de quatre ans, présente une constitution délicate, un tempéra-

ment lymphatique ; a souffert en nourrice. Ses
parents sont bien portants. Il est envoyé à
Uriage pour une anémie, légère du reste, et une
incurvation des fémurs, fait assez commun chez
les jeunes enfants ; on espérait par les eaux
d'Uriage fortifier l'enfant, combattre ce tempérament très-lymphatique, et ainsi ramener les
fémurs à leur rectitude normale.

A son arrivée, le cinq juillet, voici quel était
son état : anémie assez marquée, caractérisée par
la pâleur des conjonctives et des gencives ;
cependant appétit assez bon, digestions normales.
Il n'y a pas trace d'éruption d'aucune espèce.
L'enfant prend depuis plusieurs mois du lactate
de fer, et du vin de Bugeaud.

Il présente une légère incurvation en dedans
des deux fémurs.

Prescription. — *5 Juillet.* Tous les jours un
bain entier à 35° c. vingt minutes de durée,
tous les matins deux cuillerées à café de vin de
Bugeaud, et avant le repas une prise de lactate
de fer.

14 Juillet. Tous les deux jours un bain de
trente minutes de durée, et les jours intercalaires une douche à 38° c. Alors je remarque
l'apparition sur l'aile droite du nez d'une petite
vésicule, et je prescris quelques onctions avec
la pommade à l'oxyde de zinc. En même temps
j'ordonne tous les matins une demi-verrée d'eau
minérale coupée avec du lait de vache.

17 Juillet. L'impetigo augmente, et il s'en
montre quelques pustules sur la joue gauche.
Pas de fièvre cependant, l'appétit seul diminue

un peu. Purgation le dix-huit juillet avec un demi biscuit à la scammonée. Bain tous les jours; lotions sur la face avec l'eau minérale tiède, et trois pulvérisations par jour de dix minutes de durée chaque.

20 Juillet. L'enfant ne voulant plus boire l'eau, je prescris alors matin et soir quart de lavement avec l'eau minérale; la face présente de nombreuses pustules d'impétigo recouvertes de croûtes jaunes avec une auréole rouge à la base; tuméfaction légère des ganglions sous-maxillaires. Une croûte épaisse occupe le nez et la lèvre supérieure, et a amené du gonflement de la joue droite; l'enflure qui s'est propagée à la paupière inférieure de l'œil droit amène un peu d'oédème de cet organe; les pustules secrétent en abondance un liquide purulent qui gêne beaucoup le petit malade.

Je prescris alors la poudre d'amidon en applications constamment renouvelées, pour absorber le liquide qui s'écoule, et j'ordonne une purgation tous les quatre jours. L'enfant prend en même temps le sirop antiscorbutique de Portal. Je fais suspendre les bains d'eau minérale pendant quelques jours.

27 Juillet. L'éruption tend à se localiser, et il n'apparaît plus de nouvelles pustules; la paupière est moins tuméfiée. On continue à saupoudrer le visage d'amidon.

7 Août. Les pustules sont en pleine voie de disparition, l'enfant reprend chaque jour un bain minéral de vingt-cinq minutes de durée.

16 Août. Les croûtes sont tout-à-fait disparues;

il ne reste plus que des stigmates, ou petites traces rouges de très-petit diamètre. Les bains sont continués exactement chaque jour.

21 Août. Le petit malade va tout-à-fait bien, et ne présente que quelques légères rougeurs qui s'évanouissent de jour en jour. — Je juge donc à propos de lui donner son congé ; ne voulant pas prolonger au-delà son traitement qui quoiqu'interrompu pendant dix jours s'est composé de vingt-cinq bains, dix douches et six purgations.

Voilà un fait intéressant qui prouve l'action énergique des eaux d'Uriage ; l'enfant amené à Uriage atteint d'aménie et d'un tempérament profondément lymphatique, a vu, sous l'influence des bains, se développer une éruption d'impétigo aigu, qui ne se serait pas probablement montrée si l'on n'avait point fait usage des Eaux. En présence de ce phénomène, je me borne à faire cesser les bains pendant la période aiguë c'est-à-dire pendant dix jours seulement, en ayant soin de faire continuer les purgations de temps en temps pour maintenir sur l'intestin une dérivation salutaire. Dès que l'éruption impétigineuse se localise je reviens a l'usage des bains et des pulvérisations sur le visage, et en dix jours l'enfant était complétement guéri.

Parmi les affections pustuleuses, *l'acné* est une des plus fréquentes, et c'est surtout pour une des variétés de l'acné *la couperose*, ou acné *rosacea* qu'on vient à Uriage. Il m'a été donné d'en voir quelques cas, et je citerai même une

observation avec amélioration évidente du malade.

VIIᵐᵉ OBSERVATION.

—

Acné rosacea siégeant sur les narines.

M. L. de N.... a toujours joui d'une bonne
santé, mais présente des antécédents héréditaires
importants; son père était atteint de la goutte.
Quant à M. L... il a fait un peu trop largement
usage des alcooliques, et peu à peu il a vu son
nez devenir rouge, en même temps qu'il éprouvait du côté de la vessie des symptômes manifestes de gravelle; de plus il a des douleurs
rhumatismales en hiver.

Il arrive à Uriage le 6 juillet et voici quel
était son état à cette époque : depuis trois ans
déjà le nez présente une acné rosacea bien
caractérisée. Les fonctions du reste se font bien ;
il ne souffre pas de douleurs de rhumatisme en
ce moment.

Prescription : Bains complets chaque jour de
quarante minutes pour commencer à 35° c. injections faciales dans le bain à la température
tiède. Matin et soir une séance de trente minutes à la salle de pulvérisation. Purgation tous
les cinq jours avec cinq verres d'eau. Eau de
Vichy au repas. Régime doux.

Le traitement fut suivi rigoureusement, et au
bout de vingt-cinq jours, M. L. éprouvait moins

de gêne, et le nez devenait moins rouge. Il prit encore quelques pulvérisations, puis quitta Uriage dans un état d'amélioration satisfaisant.

Du reste cette affection est d'autant plus rebelle qu'elle est plus ancienne, que les follicules sébacés ont subi des désordres graves par leur dilatation ou leur inflammation, et que le réseau capillaire du derme à été distendu par suite de la congestion habituelle de cette région. Cependant les eaux d'Uriage sont d'un très salutaire effet dans ce cas.

Le psoriasis, affection cutanée très-rebelle et opiniâtre fournit un contingent nombreux à Uriage. Mais c'est pour ces cas, que le malade doit s'armer de persévérance, et poursuivre le traitement thermal à deux ou trois reprises différentes. Cette affection caractérisée par des plaques, véritables squames-cornées, reposant sur un fond rouge, résiste longtemps, même au traitement thermal. La peau est dure, souvent parcheminée, sans exhalation de liquide sudoral, en un mot, ses fonctions sont perverties, ou même supprimées, et sa vitalité très-faible. Les squames ne sont presque pas irritables soit à cause de leur forme sèche, soit à cause de leur ancienneté, et il faut par tout les moyens stimuler, exciter ces fonctions si importantes; en un mot pousser fortement à la peau. Mais en outre il faut un traitement interne, et la plupart du temps on doit, à moins de contre indications spéciales prescrire les préparations arsénicales en même temps que le traitement thermal.

VIIIme OBSERVATION.

—

Psoriasis chronique.

M. R. de V. possède un tempérament sanguin-bilieux ; il a cinquante-sept ans ; ses parents et ascendants étaient rhumatisants, il présente donc les caractères d'une diathèse arthritique. Il a toujours joui d'une bonne santé, et n'a jamais eu d'affection cutanée dans son enfance, ni dans sa jeunesse. Il y a quinze ans, sans cause connue, le malade se vit couvert d'une éruption psoriasique assez confluente, pour laquelle il alla trois ans de suite à Bagnères-de-Luchon; puis il y a onze ans il vint à Uriage. L'éruption se localisa, et devint moins considérable. Cependant le malade voudrait se guérir de cette maladie si rebelle, et voici l'état dans lequel je le trouve à son arrivée à Uriage: squames de psoriasis éparses sur les membres, autour de l'anus, sur le tronc, et quelques unes aux mains dans les espaces interdigitaux, et au cou. La peau tout entière est sèche, privée de transpiration ; les squames sont dures et comme cornées, cependant pas de prurit. L'état général est bon, les fonctions digestives s'accomplissent bien.

Prescription. Purgation tous les quatre jours avec cinq verres d'eau, les jours intercalaires un verre d'eau seulement en sortant du bain. Tous les trois jours un bain de vapeur, le lende-

main une douche chaude à 44° et le surlende-
main un bain entier à 36° c.

9 juillet. Les squames blanches ont laissé
place à des taches rouges ; la peau est plus
humide, et la transpiration plus facile, ce dont
le malade s'aperçoit facilement en faisant quelques courses dans les montagnes.

Enfin, *le 25 juillet*, le malade part dans un
état d'amélioration marqué, mais pas encore
guéri. Il a continué l'usage de la liqueur de
Fowler, et je l'ai engagé fortement à revenir
l'été prochain, dans l'espérance de voir se ter-
miner ainsi cette affection plus longue qu'in-
commode.

IXme OBSERVATION.

—

Prurigo.

Le prurigo qui s'observe chez les enfants quand
il n'est pas trop invétéré, se modifie heureusement
sous l'influence de l'âge. Celui qui affecte les
personnes d'un âge avancé, est plus rebelle, et
la guérison sera souvent difficile, à moins qu'alors
il ne soit très-limité, au pli des articulations par
exemple. Chez les vieillards, et les personnes af-
faiblies par les privations ou les maladies, il est
presque impossible de triompher. Tel est aussi
le prurigo des organes génitaux et de l'anus qui
cède que lentement, même aux douches en arrosoir

et bains de vapeur combinés. Cependant voici un cas de cette affection parfaitement guéri à Uriage.

Mlle F. de St-Étienne, âgée de neuf ans, jouit d'un tempérament nerveux, et d'une bonne constitution. Elle a eu la coqueluche à quatre mois, et a souffert en nourrice. Du reste elle possède depuis cette époque une bonne santé; à la suite d'un voyage qu'elle vient de faire en Amérique, elle a été prise il y a trois semaines d'un prurigo généralisé. Actuellement la peau du corps tout entière est couverte de papules rouges assez confluentes ; les démangeaisons sont tellement vives que l'enfant ne peut pas même reposer la nuit. Cependant l'appetit est bon, la digestion s'accomplit bien; mais il y a une légère constipation. En même temps les amygdales sont tumefiées, très-volumineuses, gênant un peu la respiration.

Prescription, 25 juillet. — Bain d'eau minérale tous les jours, mitigé d'abord moitié eau douce, moitié eau saline, de vingt minutes de durée. En sortant du bain, demi-verre d'eau minérale le matin à jeun. Purgation tous les quatre jours avec trois verres d'eau. Douches de gorge à 32°. Gargarismes fréquents.

27 *Juillet.* — L'éruption pâlit, et les démangeaisons sont moins vives. Cette amélioration se maintient et le phénomène de la poussée n'a pas lieu. Enfin, après quinze bains, l'enfant est emmené par sa mère, que des affaires importantes rappellent chez elle, et alors il n'y a plus que quelques papules disséminées, mais plus aucun prurit.

Dans ce cas les eaux d'Uriage ont produit de suite un effet des plus heureux en supprimant les

démangeaisons, et en favorisant la rétrocession de
l'éruption; du reste l'affection était d'autant moins
rebelle qu'elle était plus récente.

Affections scrofuleuses.

—

La scrofule de même que le lymphatisme se
trouvent très-bien de l'emploi des eaux d'Uriage.
— Ces eaux chlorurées fortes, légèrement iodurées,
et sulfureuses possèdent les propriétés toniques et
reconstituantes ; de la leur action manifeste sur
l'anémie liée au lymphatisme ou à la scrofule.

Comme les eaux de Nauheim et de Kreuznac,
celles d'Uriage modifient admirablement la constitution de ces enfants pâles, chétifs, et anémiques.
Leur teint se ranime, se colore et les forces reviennent. Mais plus la scrofule est invétérée, plus
elle a imprimé à l'organisme son cachet de débi-
titation, plus il faut lutter, pour obtenir un résultat heureux, c'est ainsi qu'Uriage mieux que
Nauheim et Kreuznac triomphe des accidents
scrofuleux siégeant sur les os et les articulations,
(caries, ostéites scrofuleuses, tumeurs blanches).
Quant aux glandes scrofuleuses, aux diverses scro-
fulides, les eaux d'Allemagne semblent reprendre

la prépondérance dans ce cas. Il est donc étonnant
de voir des eaux dont l'action est peu considérable
sur la scrofule des ganglions lymphatiques, et la
scrofule tégumentaire, produire des résultats efficaces dans la scrofule des os, des articulations,
etc. C'est pourtant ce qui arrive à Uriage. Ainsi
le lupus ou esthiomène qui dévore les tissus du visage surtout, est très-rebelle, et ce n'est que dans
le cas où cette affection est peu ancienne, que le
traitement thermal réussit. Encore faut-il un temps
fort long, des traitements nombreux, l'association
des caustiques les plus énergiques, soit pour dé-
truire les tissus dégénérés, soit quand ces tissus
sont moins altérés, pour y déterminer une inflammation vive et profonde qui puisse les ramener à
l'état normal. Le meilleur caustique dans ce cas
est le nitrate acide de mercure, ou encore le chlorure de zinc sous forme de pâte de Canquoin.
De même dans la scrofule des glandes lymphatiques du cou, de l'aisselle, le traitement thermal
reste souvent impuissant.

Au contraire dans la scrofule de la peau, pré-
sentant des ulcérations à bords décollés, avec suppuration abondante et de mauvaise nature, les
eaux d'Uriage sont essentiellement indiquées. Les
abcès froids, avec fistules intarissables, sont
promptemement résolus, les engorgements disparaissent, le pus est évacué et la cicatrisation
a lieu; il est bon alors de la favoriser par des
injections plus ou moins excitantes, par des cautérisations légères et qui aident beaucoup au traitement thermal. La scrofule des muqueuses agit
le plus souvent sur celles de ces membranes qui

avoisinent les ouvertures naturelles, aux organes sensoriels ; les yeux sont atteints d'ophthalmies chroniques, les oreilles d'écoulement et de surdité ; les fosses nasales de coryza, et même d'engorgements et d'ulcérations fétides constituant l'ozène ; la bouche présente des ulcérations ; les organes génitaux externes présentent chez les jeunes filles des leucorrhées. Dans ces cas les eaux variées dans leur mode d'administration agissent très-bien. De même les arthrites fongueuses, les caries, les nécroses de la diaphyse des os, sont très-heureusement modifiées à Uriage.

Xme OBSERVATION.

—

Adénite sous-maxillaire scrofuleuse.

M. P. de Lyon, âgé de 30 ans, a tous les attributs d'un tempérament très lymphatique et d'une constitution faible ; pendant l'hiver rigoureux de 1871 il a été exposé très-souvent au froid et a vu peu à peu survenir une adénite sous-maxillaire à l'angle de la mâchoire gauche. Cette tumeur ganglionnaire a augmenté graduellement sans provoquer de symptôme d'inflammation proprement dite, il n'a jamais observé de rougeur, ni de douleur à ce niveau. Dès le début, inquiété par le volume toujours croissant de cette glande, qui constituait plutôt une difformité qu'une véritable gêne, il consulta divers médecins qui lui prescrirent les préparations iodurées sous presque toutes les formes. Mais la tumeur a résisté à tous ces traitements énergiques, et loin de diminuer, elle n'a fait qu'augmenter.

Tout ce traitement médical suivi pendant plusieurs mois a fini par altérer la santé de M. P.... et non seulement son adénite n'est pas diminuée, au moment où il se présente chez moi, mais encore les principales fonctions de son organisme sont dans un fâcheux état. En présence de cette résistance à toute espèce de traitement M. P. m'est adressé à Uriage, et voici l'état dans lequel il s'offre à moi: M. P. est d'une très-haute taille, très-amaigri, et anémié; sous l'angle de la mâchoire gauche je remarque une tumeur du volume d'un œuf de poule, sans aucune trace d'inflammation cutanée.

La tumeur indolente, est mobile sur la base, distincte du maxillaire inférieur, sur lequel elle roule, mobile sous la peau qui ne présente aucune adhérence avec elle. Cette tumeur a augmenté peu à peu, et isolément; en effet le malade ne porte aucune autre tumeur de ce genre ; c'est donc bien là une adénite chronique scrofuleuse. En même temps l'état général n'est pas très-bon ; les fonctions digestives s'accomplissent mal; perte d'appétit presque complète, ou du moins appétit capricieux, irrégulier et bizarre. Les digestions sont longues, accompagnées de tension épigastrique, de pandi-

culation, d'éructation et de céphalalgie. Le malade
a eu dans sa jeunesse des douleurs de rhumatisme
dont il souffre encore ; il se plaint de battements
de cœur, et l'oreille appliquée sur la région précordiale permet de reconnaître un bruit de souffle
manifeste. Les voies respiratoires sont saines.

Prescription. 22 *août.* Bains entiers tous les
jours de quarante minutes de durée à 36°.

Douches écossaises tous les trois jours, (ce jour
là pas de bain) à 28° et 41° c. En même temps.
malgré l'état des voies digestives, sachant les bons
résultats de l'eau administrée à l'intérieur dans
ces cas là, je prescris une légère purgation une fois
par semaine avec quatre verres de l'eau minérale.
Afin de rendre les digestions plus faciles, j'ordonne
au malade un mélange de vin de quinquina et de
gentiane avec le sirop de Portal, et des prises de
magnésie et de bicarbonate de soude avant le repas.

30 Août. Le malade ne se plaint pas de son
estomac ; il supporte très-bien le traitement, et la
glande sous-maxillaire présente une consistance
beaucoup moins considérable, ainsi qu'une légère
diminution. Le malade prend une douche écossaise
tous les deux jours alternativement avec les bains.

4 Septembre. L'état local est bien meilleur,
l'adénite diminue de volume notablement, mais
le malade éprouve des palpitations de cœur plus
fréquentes depuis qu'il prend des bains et des
douches, et il a observé que les battements du
cœur sont plus intenses pendant le bain et immédiatement en sortant. C'était du reste un phénomène très-bien prévu : et qui a toujours lieu chez
les personnes atteintes d'affection organique du

cœur, lorsqu'elles suivent un traitement par les eaux sulfureuses et chlorurées, comme celles d'Uriage. Je prescris alors à M. P....... des badigeonnages sur la région précordiale avec la teinture d'iode et la morphine; ce qui amena une sédation marquée dans ses palpitations.

8 Septembre. Le malade continue son traitement, et se trouve très-heureux des résultats auquel il est parvenu, en effet sa glande est diminuée d'un tiers, et devenue beaucoup moins dure. Il se plaint un peu de constipation, dont quelques prises de magnésie eurent bientôt raison. Le malade ne pouvant prolonger son traitement au-delà, je lui donnai son congé, en l'engageant très-vivement à revenir l'an prochain, la saison étant trop/ avancée cette année pour tenter un nouveau traitement dans quelques jours.

Voilà un cas d'adénite réellement amélioré par les eaux d'Uriage, je ne doute pas qu'une saison ou deux encore passées à Uriage ne fassent justice de cette affection. Cependant tous les cas d'adenites scrofuleuses envoyés à Uriage sont loin de trouver un résultat aussi favorable que celui-là.

XIme OBSERVATION.

—

Ozène scrofuleux.

M. D...de M...cinquante ans a toujours joui d'une bonne santé depuis son enfance; ses parents se portaient bien ; il n'a aucun antécédent syphilitique ni herpétique, et n'a jamais eu d'adénite d'aucune nature. L'hiver dernier il a éprouvé, sous l'influence du froid rigoureux quelques douleurs de rhumatisme, et a été pris d'une pneumonie aiguë très-grave dont la résolution n'a pas été complète ; en outre depuis quatre ou cinq mois, le malade a un coryza chronique avec écoulement d'un liquide très-fétide ; c'est pour cette dernière affection qu'on l'envoie à Uriage. Voici l'état dans lequel je trouve M. D.... le 7 juillet.

Les fosses nasales sont atteintes d'un enchifrénement continuel, qui donne à la voix un timbre nasonné ; la muqueuse est très-rouge, présente quelques petites ulcérations, donnant issue à un liquide assez abondant très-fétide, strié de sang dont une partie se dessèche dans les fosses nasales pour produire des croûtes noirâtres, assez épaisses, douloureuses, quand le malade les arrache; pas trace d'adénite; pas de granulations pharyngiennes ; l'arrière-bouche est complétement indemne ; la voix seule est nasonnée par suite de l'obstacle au passage de l'air dans les fosses nasales. La poitrine ne présente qu'une légère résistance au doigt qui percute à droite, mais à l'auscultation, en arrière et sous l'aisselle droite, on perçoit des râles très-fins, de l'obscurité de la respiration, signes manifestes d'un noyau persistant d'induration pulmonaire, le malade en outre tousse un peu, et accuse quelques douleurs légères; du reste pas d'amaigrissement, ni sueurs nocturnes, ni hémoptysie, les voies digestives sont en très-bon état, l'appétit est bon.

Prescription. Bains d'eau minérale tous les jours à 35° de quarante-cinq minutes avec douche nasale en arrosoir dans le bain; un verre d'eau minérale à prendre en sortant du bain, purgation deux fois par semaine, en ajoutant vingt grammes de sulfate de magnésie dans les deux premiers verres à cause de la résistance qu'offre le malade à l'action des purgatifs.

11 Juillet. Le malade éprouve un peu de fatigue; il suspend ses bains pendant deux jours. Les fosses nasales sécrètent beaucoup, mais le liquide n'a pas d'odeur, il est assez visqueux, peu aéré, le malade a eu un peu de fièvre hier. Cette petite recrudescence due à l'effet de l'eau minérale n'est point fâcheuse je prescris le repos, et, comme le malade se plaint d'avoir les pieds froids, je l'engage à prendre chaque jour un bain de jambes à 44° qui favorisera la circulation des membres inférieurs, et agira en même temps comme dérivatif. Les injections sont faites trois ou quatre fois dans la journée avec de l'eau minérale tiède.

15 Juillet. L'écoulement nasal est toujours considérable; dans le but de le tarir un peu, et de modifier la muqueuse pituitaire, je prescris des prises de calomel et d'alun; mais celles-ci sont mal supportées et je me vois forcé d'y renoncer.

20 juillet. Le malade impatient part malgré mes efforts pour le retenir; l'enchifrènement persiste, et l'écoulement quoique réellement moins fétide qu'au début continue encore. La poitrine sous l'influence des bains sulfureux s'est améliorée et le malade tousse moins.

J'eusse desiré conserver mon malade plus longtemps afin d'arriver au but que je me proposais, car je suis certain que les eaux d'Uriage eussent, sinon guéri complétement la première année, du moins bien amélioré son état. Voilà un ozène strumeux, maladie assez rebelle et tenace, qui a d'abord été influencé par le traitement minéral, au point de constituer un peu d'état fébrile, analogue au phénomène de la poussée. Il n'y a pas de doute que, si le malade revient aux Eaux, il ne recouvre complètement l'usage de son odorat.

XIIme OBSERVATION.

—

Écoulement chronique des fosses nasales et de l'oreille.

M. B. de Lyon âgé de vingt-trois ans est né de parents sains, il jouit d'une bonne constitution, tout en ayant un tempérament lymphatique très-accusé. Dans son enfance il a eu de l'impétigo au visage, qui a cédé rapidement, puis plus tard un abcés à la cuisse droite dont il ne peut plus expliquer la cause; jamais il n'a eu de maladies sérieuses; seulement il a une très-grande facilité à s'enrhumer; dans son enfance il a contracté un coryza qui ne s'est jamais guéri complétement. Depuis cette époque l'odorat est bien moins parfait.

Enfin fatigué de cet enchifrènement persistant

le malade, sur les conseils du docteur Valette,
vient à Uriage. La fosse nasale gauche est d'un
rouge vif, enchifrenée; mais il n'y a pas d'ulcérations, il y a sécrétion d'un liquide verdâtre assez
épais, et quelque peu fétide. En outre à la suite
d'un bain froid, l'oreille gauche est affectée d'un
écoulement peu abondant mais tenace, avec inflammation du conduit auditif externe; sans diminution dans le sens de l'ouïe, il n'y a guère que
des bourdonnements. Du reste pas de maux de
gorge; rien dans la trompe d'Eustache, rien au
pharynx, aucunes granulations qui par leur pro-
pagation à la trompe d'Eustache pourraient expliquer l'otorrhée. L'état général est très-bon; les
digestions se font parfaitement.

Prescription. 25 août. -- Bains tous les jours à
35° de cinquante minutes de durée. Purgations tous
les quatre jours avec cinq verres d'eau; injections
nasales et auriculaires très-fréquentes avec l'eau
minérale tiède. Exercices au grand air et à la
campagne.

3 Septembre. — Le malade ressent un peu de
douleur dans l'oreille gauche; la sécrétion a augmenté, et sous l'influence de cette petite poussée
aiguë due au traitement minéral, il s'est formé
une petite adénite préauriculaire. Cataplasmes de
farine de lin laudanisés, injections émollientes et
morphinées dans l'oreille.

8 Septembre. — Les purgations sont prises tous
les trois jours maintenant; la douleur d'oreille a
disparu, la sécrétion nasale et auriculaire dimi-
nuent beaucoup.

10 Septembre. — La narine gauche est encore

rouge, mais bien moins, la sécrétion n'est plus fétide, et a diminué. L'oreille va mieux aussi. Le malade prend outre ses bains et ses injections, chaque matin, une douche chaude dérivative sur les jambes.

Enfin le 15 septembre, il s'en va bien amélioré, après avoir pris six purgations, vingt bains, et dix douches sur les jambes.

Ces écoulements chroniques soit des fosses nasales, soit des oreilles constituent une des maladies les plus tenaces, et dont la guérison par un traitement local, lorsqu'on peut l'obtenir ainsi, n'est pas toujours sans danger. Sous l'influence de l'eau minérale, au contraire, dont l'action modifie toute l'économie en même temps que l'organe affecté, on peut souvent obtenir assez facilement, et toujours sans aucun risque, la disparition du mal. Dans ces cas, comme dans ceux de leucorrhée chez la femme, ou de blennorrée chez l'homme, on observe des phénomènes analogues à ceux qui se passent dans les phlegmasies de la peau, une surexcitation plus ou moins prompte, après laquelle diminue comme par degré le flux morbide, pour ne disparaître le plus souvent que lorsqu'on a cessé l'emploi des eaux.

XIIIme OBSERVATION.

—

Nécrose scrofuleuse du tibia.

M. G... âgé de quatorze ans, possède un tempérament très-lymphatique ; il est peu développé pour son âge, et jouit d'une santé délicate. Les parents sont très-lymphatiques aussi. Il n'a cependant pas eu de maladies dans son enfance, mais il n'a jamais été bien fort. Il y a un an l'enfant se fit à la jambe gauche une plaie avec un instrument tranchant ; il y eut une suppuration profuse, longue, de mauvaise nature, puis à la suite une nécrose du tibia au niveau du tiers-moyen de cet os ; on a dû réséquer une partie du tibia pour hâter l'élimination des séquestres qui avait lieu depuis quelque temps. Enfin le malade est envoyé à Uriage le 28 juin.

La jambe gauche présente une plaie sur la région antérieure au niveau du tiers-moyen, cette plaie mesure environ cinq centimètres de longeur sur quatre de largeur, les bords sont irréguliers, un peu anfractueux, la peau de la circonférence est rouge, tendue, douloureuse. Le liquide sécrété par cette plaie est moins abondant, mais c'est un pus peu louable. La marche est beaucoup gênée. Les fonctions sont normales ; les digestions bonnes ; l'enfant présente une anémie assez grande, facilement explicable par cette longue suppuration datant de plus d'une année. Le facies est décoloré, les conjonctives et gencives sont assez pâles.

Prescription. — Bains tous les jours de quarante-cinq minutes de durée pour commencer à 35° c. mitigés moitié eau douce, moitié eau minérale. — Eau à dose réfractée (un verre en sortant du bain) coupée avec le vin de gentiane, — pour modifier cet état de lymphatisme.

9 Juillet. — L'enfant supporte très-bien le traitement; l'appétit est bon; le sommeil réparateur; les bains quoique mêlés de la moitié de leur quantité d'eau douce produisent de la cuisson qui du reste se calme de suite après le bain. Cet effet n'est point fâcheux, car déjà la plaie a diminué, la suppuration est plus franche, et tout autour apparaît un limbe de formation ciratricielle.

Les bourgeons charnus sont rouges, et même un peu exubérants, ce qui est dû sans doute à l'excitation de l'eau. Je touche légèrement avec le crayon de nitrate d'argent, et je prescris des bains d'une heure de durée avec l'eau minérale pure. Dans la journée des lotions avec l'eau d'Uriage tiède.

13 Juillet. — Le malade va de mieux en mieux: la cicatrice s'avance vers l'intérieur de la plaie. Je réprime encore une fois ou deux les bourgeons charnus exubérants et je prescris le vin de quinquina avant chacun des repas.

Enfin le *18 juillet.* — La plaie est diminuée des deux tiers et le malade marche beaucoup mieux; il ne peut prolonger son séjour plus longtemps à Uriage à cause de son état de fortune. Ce cas est un de ceux contre lesquels l'eau d'Uriage jouit de la plus grande efficacitè. L'enfant très-lymphatique, affaibli, s'est vu renaître sous l'influence du traitement thermal et je suis convaincu que la plaie stimulée par l'impulsion due au traitement, s'est promptement cicatrisée.

Syphilis.

—

Les eaux minérales d'Uriage, dit M. Rotureau,[1] rendent de très-utiles services aussi dans les syphilis récentes, anciennes et même larvées. Les malades supportent mieux les mercuriaux et les iodurés lorsqu'ils font, en même temps, une cure à cette source, qui agit alors plus comme sulfureuse que comme chlorurée, en empêchant ou retardant la salivation hydrargyrique. Elle semble agir comme tonique, comme reconstituante, et, par conséquent, comme chlorurée, chez ceux qu'une affection syphilitique ancienne avait profondément debilités et fait arriver même jusqu'à un état cachectique. Enfin, c'est à titre de sulfureuse surtout qu'elle fait apparaître à la peau des accidents vénériens, quelquefois masqués au point qu'il est impossible même au plus habile de pouvoir en affirmer l'existence.

(1) *Traité des Eaux Minérales,* Rotureau, pag. 247.

En effet ces eaux ne possèdent aucunes propriétés antisyphilitiques, mais elles conviennent à certaines vues accessoires de ce traitement, et des symptômes locaux, rebelles jusque-là, ont paru céder pendant leur emploi, à des moyens auparavant insuffisants, sans que toutefois la cause générale d'infection ait reçu directement, de l'action des eaux, la moindre atténuation.

Dans d'autres cas, en combattant certaines complications dartreuses, scrofuleuses, latentes ou visibles, les eaux d'Uriage, employées concurremment, ont rendu plus facile la curation des maladies syphilitiques par les traitements spécifiques. Certaines affections obscures, dont la cause syphilitique ne peut être que soupçonnée, sont élucidées par l'action des eaux ; le traitement, à la manière d'une pierre de touche, démontre la nature de l'affection obscure et jusque-là méconnue, soit qu'il l'amende, soit qu'il l'aggrave.

En outre, dans les cas manifestes de syphilis, la constitution des maladies a été souvent très-éprouvée par les remèdes employés, et des désordres plus ou moins sérieux ont succédé à l'administration des mercuriaux. Les eaux d'Uriage ne sont alors presque jamais invoquées en vain ; elles possèdent une grande puissance tonique, elles arrêtent le ptyalisme, s'il s'est montré, ou s'opposent à son apparition ultérieure, de telle sorte qu'un malade qui auparavant était dans l'impossibilité de supporter la moindre dose de mercure, sans voir les glandes salivaires se gonfler, devenir douloureuses, et fournir une salivation abondante, peut impunément pendant l'usage des eaux minérales, consommer une quantité beaucoup plus considérable de ces mêmes préparations, sans éprouver le moindre accident.

XIVme OBSERVATION.

—

Mme M... de Lyon, âgée de quarante-cinq ans, mariée, possède un tempérament lymphatique, une constitution forte, a eu deux enfants qui sont bien portants, et a fait trois fausses couches. Son père est mort d'une affection des voies respiratoires, dont elle ne peut me préciser la nature. Sa mère vit encore, et se porte bien.

Mme M... est atteinte de rhumatisme chronique avec exacerbation de temps à autre sous forme de douleurs névralgiques ou articulaires; en outre, la malade souffre quelquefois de gastralgie qui rend les digestions pénibles et lentes. Tous ces symptômes sont évidemment sous la dépendance de la diathèse rhumatismale. Quoiqu'il en soit, au mois de janvier 1872, Mme M.... qui a tout intérêt à cacher les accidents primitifs, se plaignit de céphalée, en même temps qu'elle observa la chûte de ses cheveux, et une éruption rubéolique sur toute la surface du corps. C'était donc le début des accidents secondaires. Alors peu à peu survinrent des maux de gorge, avec modi-

fication du timbre de la voix. Tous ces accidents
forcèrent la malade à consulter son médecin qui
l'envoya à Uriage. Voici du reste la lettre qu'elle
me remit de la part de son médecin :

« Mme M. de Lyon est depuis de nombreuses
années sujette à des douleurs erratiques, repa-
raissant à des intervalles irréguliers, tantôt dans
les articulations, tantôt dans certaines branches
de l'arbre nerveux, et tantôt dans les viscères.
Elles ont, a plusieurs reprises, affecté l'estomac
avec toute l'allure de la gastralgie. Elle est en
dehors de la diathèse rhumatismale sous l'influence, *sibi inconsciæ*, d'une syphilis costumée
par des symptômes secondaires; plaques muqueuses au palais, ulcérations à la lèvre supérieure,
etc., symptômes qui indiquent l'emploi des agents
hydrargyriques. Le traitement présent consiste
dans l'usage du sirop de Cuisinier, et des badigeonnages de la bouche avec l'eau phagédénique.»

A son arrivée la malade présente des plaques
muqueuses sur les piliers du voile du palais, aux
lèvres, et en même temps une adénite sous-maxillaire assez considérable. De plus, elle se plaint
de salivation abondante et fétide ; les gencives
sont rouges, saignantes, c'est là une stomatite
mercurielle. Du reste l'état général est assez
bon; à part quelques palpitations du cœur ; de
ce côté je remarque les traces de la diathèse
rhumatismale; il y a en effet endocardite avec
insuffisance mitrale comme le prouve le bruit
du souffle entendu à la pointe et au premier
temps. De temps en temps la malade observe
de l'œdéme des malléoles, phénomène sous la

dépendance de l'affection du cœur. L'appetit est bon, les digestions sont normales.

Prescription. Tous les matins un verre d'eau d'Uriage pris en sortant du bain, tous les trois jours purgation avec quatre verres d'eau minérale auxquels on ajoute trente grammes de sulfate de magnésie pour les deux premiers verres. Tous les jours un bain d'eau minérale à 36° de cinquante minutes de durée. Tous les trois jours au lieu du bain une douche générale à 44°, séance de quarante minutes à la salle de pulvérisation, cautérisation des plaques muqueuses avec le nitrate acide de mercure. Pansements avec la poudre de calomel. Tous les matins une cuillerée à bouche de sirop de Gibert.

11 Juillet. Diarrhée due à l'ingestion de fruits verts ; le traitement est très-bien supporté et la salivation diminue beaucoup. Gargarismes fréquents avec l'eau d'Uriage.

20 Juillet. Les douches fatiguent la malade ; elles sont suspendues. Nouvelles cautérisations. Les plaques muqueuses sont presque complètement disparues. La malade continue son traitement, sauf les douches.

23 Juillet. Plus aucune trace de plaques muqueuses, ni d'ulcérations de la bouche ; la malade se trouve beaucoup mieux, et est très-satisfaite de son traitement. Les douleurs erratiques sont en grande partie calmées, et Mme M... retourne à Lyon, avec la ferme intention de revenir faire une nouvelle saison l'an prochain.

A côté de ce cas de syphilis secondaire où les accidents sont disparus dès que le malade a fait usage des eaux minérales, j'en citerai un dont le succès n'est pas moins réel.

XVme OBSERVATION.

—

Syphilis secondaire et Syphilides.

M. L... de Grenoble, âgé de trente ans, célibataire, a joui d'une bonne santé jusqu'à l'âge de vingt ans ; de ses parents , sa mère seule lui reste ; il n'y a pas d'antécédents rhumatismaux dans sa famille.

A l'âge de vingt ans il a été pris d'une attaque de rhumatisme articulaire aigu généralisé, et depuis cette époque sa santé est très chancelante. Au mois de décembre 1871, il a vu survenir quinze jours après un coït impur un chancre induré sur le repli balano-préputial. Six semaines après l'apparition de l'accident primitif, s'est montrée une éruption de roséole sur tout le corps, puis une alopécie assez considérable ; en même temps adénopathie cervicale postérieure. Il a consulté le docteur Berthollet qui l'a soumis aux mercuriaux. Peu après sont survenues des plaques muqueuses dans la cavité buccale , mais sans gagner le larynx, de sorte que sa voix est restée normale. Enfin il y a un mois la paume des mains s'est couverte d'un psoriasis aigu , trèsconfluent, caractérisé par des taches rouges, couleur tranche de jambon, des fissures et excoriations au niveau des plis articulaires des phalanges, mais absence complète de prurit, et fort peu de sécrétion liquide. Alors son médecin l'envoie à Uriage, et voici ce que j'observe. Syphilis secondaire complète; plaques muqueuses pharyngiennes, psoriasis palmaria, adénopathie cervicale, alopécie. Du reste les fonctions digestives sont bonnes.

Prescription. 20 Juillet.—Bains d'eau minérale tous les jours à 35° c. d'une heure de durée ; un verre d'eau en sortant du bain. Tous les quatre jours purgation avec cinq verres d'eau. Attouchement des plaques muqueuses avec le nitrate acide de mercure tous les quatre jours. Friction sur les mains, avec la pommade au calomel et oxyde de zinc.

1er Août. — Le traitement bien supporté est continué ; l'usage des pilules de Dupuytren est repris, et les onctions sur les mains remplacées par des fumigations avec la poudre de cinabre et d'oliban.

5 Août. — Une seule plaque muqueuse persiste sur la joue droite; les mains sont presque entièrement guéries.

9 Août. — Les plaques muqueuses sont complètement cicatrisées; le psoriasis palmaire est disparu, et il est impossible en ce moment de trouver une seule trace de cette éruption.

Le malade est donc très-satisfait. Il a pris vingt-cinq bains, onze douches chaudes, et cinq purgations. Il part guéri de ses accidents, et continuera chez lui l'usage d'une préparation mercurielle et iodurée.

Voilà un succès véritable, dû entièrement aux eaux d'Uriage; en effet ces plaques muqueuses et ce psoriasis trainant en longeur depuis plusieurs semaines, ont été guéris en vingt-cinq jours d'un traitement minéral fort exact et fort rigoureux du reste. Je ne prétends point ici avoir hâté l'évolution du virus syphilitique d'un instant, ni avoir guéri un organisme placé sous l'influence d'une maladie aussi générale, mais je tiens à montrer que les accidents éruptifs et visibles de la syphilis secondaire ont trouvé une guérison rapide sous l'influence des eaux d'Uriage.

Rhumatisme.

—

De même que les autres eaux sulfureuses ou salines, celles d'Uriage conviennent très-bien dans les affections rhumatismales. Depuis qu'elles sont administrées à l'extérieur, sous forme de bains, douches et à l'état de vapeur, chaque saison, des cures remarquables sont opérées sous les yeux de tout le monde, dans les affections, rhumatismales aussi anciennes que variées dans leurs sièges et phénomènes apparents, et il n'est plus permis d'émettre le moindre doute sur leur puissance médicatrice dans cet ordre de maladies. Mais il faut que le rhumatisme se présente à l'état chronique et privé de tout caractère d'acuité, quelle que soit du reste l'ancienneté de son origine.

Dans quelques cas rares cependant lorsque la douleur est localisée dans un point dépourvu de tout phénomène d'excitabilité générale, de toute réaction fébrile, certains rhumatismes aigus, ont pu se trouver bien des eaux ; mais on court souvent alors de grands risques, et on doit s'imposer à cet égard une sage réserve. Quant à l'état aigu qui survient sous l'influence du traitement thermal, il doit être regardé ordinairement comme favorable, lorsqu'il ne s'élève pas au-delà d'une certaine mesure. En outre il est une affection du cœur due à l'influence du rhumatisme, je veux parler de l'endocardite avec ou sans altérations des valvules ; dans ces cas les eaux d'Uriage, comme l'a dit le premier en 1838, M. Gerdy, ralentissent les mouvements cardiaques, et donnent des résultats favorables, en ce sens que les malades se trouvent soulagés pendant la durée de leur traitement hydrominéral, et peuvent acquérir une amélioration durable. Le traitement doit alors être conduit avec une grande prudence, et les malades doivent être surveillés avec une sollicitude plus complète encore.

Affections nerveuses.

Parmi les maladies nerveuses, on distingue celles qui sont dues à une hémorrhagie dans les centres nerveux, de celles que n'accompagne aucune altération matérielle constante et saisissable à nos moyens d'investigation, et qui se manifestent seulement par des désordres fonctionnels. Essentiellement différentes par leur nature, de celles qui précèdent, ces maladies résistent rarement aux puissantes ressources que possèdent les établissements thermaux, et en particulier, celui d'Uriage. Les névroses constituent cette classe de maladies. Très-souvent, dans ce cas, les névroses sont liées à l'existence d'une affection ou d'une diathèse herpétique, rhumatismale et rétrocédée, et alors, le traitement thermal peut décider un résultat très-heureux. La chorée, entre autres maladies nerveuses spasmodiques qui frappent les enfants, et dont quelques auteurs modernes font une véritable affection rhumatismale, démontre la puissance des eaux d'Uriage dans ce genre de névroses, et le résultat est d'autant plus manifeste que le malade est plus anémique et d'un tempérament lymphatique plus avéré. Les paralysies qui ne sont accompagnées de phénomènes de congestion active, ni d'inflammation des centres nerveux se trouvent bien des eaux d'Uriage. Ce sont surtout celles

qui sont consécutives à des névralgies rhumatismales ainsi que les paralysies hystériques.
L'hystérie pure et simple, dont les manifestations sont susceptibles de revêtir les formes les
plus variées et les plus insidieuses, revenant
par accès intermittents et irréguliers fournit aussi
de fréquents exemples de guérison, ou au moins
d'amélioration notable, surtout lorsqu'elle est
liée à quelques dérangements dans les fonctions menstruelles, comme une suppression ou
une diminution accidentelle. Le mode d'administration des eaux est extrémement varié, et
adapté à la constitution de chaque malade, modifié
suivant la nature et le siége de chaque maladie,
soit qu'on les administre en boisson, pures ou
mélangées à divers liquides, à dose altérante ou
purgative, soit en bain, à température également-
ment variée, ainsi que leur durée, soit en douches,
chaudes ou froides, à percussion forte ou faible,
accompagnées de frictions, de massage, générales ou locales, soit enfin sous forme de vapeurs.

XVIme OBSERVATION.

—

Chorée avec Endocardite.

Mlle P.... de Mâcon, âgée de onze ans, possède
un tempérament essentiellement nerveux, et jouit

d'une santé fort délicate. Son père se porte bien ;
sa mère est atteinte depuis quelques années d'une
affection calculeuse du foie que les eaux de
Vichy n'ont pas améliorée sensiblement ; les
coliques hépatiques reviennent assez fréquemment et avec de vives souffrances. Quoiqu'il en
soit, Mlle P..... est affectée d'une anémie considérable, avec décoloration complète des muqueuses conjonctivales et gingivales ; cette aménie
profonde a résisté jusqu'ici depuis deux ans à
toutes les préparations toniques et ferrugineu-
ses de la pharmacopée. L'amaigrissement persiste malgré tout, et toutes les fonctions sont
dans un état de langueur des plus prononcés. A
cette grande faiblesse générale est venue s'ajouter
il y a vingt mois une névrose qui a persisté aussi ;
c'est-à-dire, que l'enfant éprouve des mouvements choréiques localisés à quelques muscles de
la face, au temporal, aux zygomatiques et surtout
aux sourciliers; il y a aussi de temps à autre quelques soubresauts dans les membres, et la nuit la
malade est prise de grincements de dents.

Son médecin me l'adresse à Uriage et voici dans
quel état je la trouvai à son arrivée : Anémie profonde, décoloration des tissus, amaigrissement ;
mouvements choréiques partiels de la face, surtout
des muscles sourciliers et releveurs de la paupière
supérieure qui de temps en temps, lorsque l'enfant
cherche à fixer son attention et ses regards sur un
objet, sont agités de contractions spasmodiques.
C'est l'action du clignement tellement exagérée
que les muscles voisins de la paupière supérieure
y prennent part. Ces spasmes ont lieu à l'insu

de l'enfant, et ni les observations, ni sa volonté ne suffisent pour les empêcher. En même temps l'enfant éprouve aussi la nuit en dormant des soubresauts, de véritables mouvements réflexes dans les membres, et un grincement de dents qui ne va cependant pas jusqu'au trismus. L'enfant présente tous les caractères d'une chloro-anémie; elle n'est pas encore réglée, mais elle a des pertes blanches tellement abondantes que son linge semble comme empesé. Elle se plaint de bourdonnements d'oreille, dus à l'anémie, de céphalalgie ; elle est sujette aux lipothymies surtout le matin, à son reveil, ou après ses repas ; l'auscultation ne démontre rien à la poitrine, mais au cœur on trouve un bruit de souffle manifeste ; de plus elle éprouve quand elle fait un exercice un peu violent, ou qu'elle a une émotion vive, des palpitations fréquentes, le pouls est faible, dépressible, en raison du peu d'abondance de l'ondée sanguine. L'appetit est irrégulier, capricieux ; les digestions lentes, et la malade est très-constipée, malgré l'usage de la magnésie auquel on l'a soumise.

D'après cette observation il est facile de conclure à une chloro-anémie sur laquelle s'est entée une chorée partielle accompagnée d'endocardite, ainsi qu'on l'a signalée souvent dans ces cas.

Prescription, 16 juillet. Bains tous les jours à 35° et de quarante-cinq minutes mitigés les cinq premiers jours avec la moitié d'eau douce. Pas d'eau en boisson.

24 Juillet. Deux bains d'eau minérale mitigés avec le quart d'eau douce ; le troisième jour au lieu d'un bain une douche écossaise à 28° c. et

38° c. En même temps avant chaque repas un verre à Bordeaux de vin de quinquina au Malaga. Le matin et le soir deux dragées de Gélis et Conté au lactate de fer.

1er Août. Tous les deux jours alternativement avec les bains d'eau minérale pure à 35° et de une heure, une douche écossaise à 26° et 38° c.

8 Août. Tous les jours une douche écossaise à 24° et 36° c. Le troisième jour seulement un bain d'eau minérale pure à 38° c. d'une heure de durée.

11 Août. Douches tous les matins ; tous les deux jours un bain le soir ; les couleurs génia-les reviennent, les mouvements choréiques dimi-nuent visiblement. Cependant l'appétit de la ma-lade laisse encore à désirer, et elle prend encore quelquefois des maux de cœur le matin en se levant.

18 Août. Douches tous les matins à 22° c. et à 35° c. avec massage sur la colonne vertébrale. Les mouvements choréiques sont beaucoup dimi-nués, et la malade reprend un peu d'appétit.

21 Août. La malade après un traitement de trente-cinq jours, où elle a pris dix-neuf bains et vingt douches part dans un état d'améliora-tion marquée. Cependant les pertes blanches, quoique moins abondantes, persistent encore ; le bruit de souffle cardiaque n'est pas disparu ; mais les mouvements choréiques sont très-faibles et bien moins fréquents. Il m'a été permis de constater dans ce cas combien sont efficaces les douches écossaises peu chaudes et avec des écarts de température de plus en plus grands accompagnées de massage et de frictions sur la colonne vertébrale.

J'ai reçu, depuis son départ des eaux, des nouvelles de la malade ; son amélioration a continué, mais l'anémie est encore assez grande. Du reste l'enfant est à l'époque de la puberté ; l'éruption menstruelle n'a pas encore eu lieu chez elle, et tout porte à croire que dès qu'elle sera réglée, cet état général s'amendera très-promptement.

XVIIme OBSERVATION.

—

Névrose hystérique, eczéma des mains.

Je vais citer une observation moins intéressante par les résultats obtenus, que par les phénomènes observés. Du reste la malade qui en fait le sujet est venue à Uriage non pour traiter une névrose qu'elle a depuis longues années, et qui est très-compatible avec son état de santé, mais pour une affection eczémateuse de la paume des mains, que les eaux d'Uriage ont très-heureusement modifiée.

Mme F... de L. âgée de trente-cinq ans, mariée, a toujours joui d'une bonne santé: son enfance n'a pas été trop délicate, et elle s'est mariée assez jeune.

Elle a eu quelques douleurs de rhumatisme ; et n'accuse aucun antécédent héréditaire du côté de ses ascendants. Elle jouit d'un tempérament essentiellement nerveux, et d'une bonne constitution ; elle a toujours été bien réglée. Seulement depuis longtemps elle est prise assez fréquemment d'attaques d'hystérie, qui lui surviennent à propos de la moindre émotion, la plus légère impression. La malade a souffert en même temps il y a quelques années de douleurs assez vives dans les membres, douleurs erratiques, fugitives, mais très-aiguës. Ces douleurs, dont j'ignore la nature, n'en ayant pas été témoin, et qu'en l'absence de tout autre renseignement, je rattacherais volontiers à l'hystérie, éveillèrent à cette époque l'attention de l'habile et regretté Longet, qui fît prendre à Mme F. l'iodure de potassium à très-hautes doses. En même temps que ces douleurs, apparurent des taches discrètes très-pâles, de diamètres fort divers, répandues sur tout le corps, très analogues à ces taches ombrées que l'on a signalées dans la fièvre typhoïde et la fièvre intermittente. Le centre de ces taches différait peu par sa couleur du reste de l'épiderme, mais le limbe et la circonférence présentaient un contraste manifeste avec les parties voisines; de plus ces taches, ne disparaissaient pas sous le doigt. L'iodure de potassium ni l'hydrothérapie dont Mme F.... a fait usage pendant longtemps n'ont en rien modifié cet état.

Alors le docteur Courty de Montpellier fît à Mme F... plusieurs cautérisations du col de l'utérus soit pour modifier l'état du col, soit pour opérer un changement favorable, dans la marche de cette névrose.

Enfin Mme F.... a vu survenir il y a quinze mois une légère éruption eczémateuse des mains, et quelques pustules d'acné sur le visage. Pour ces motifs on l'a envoyée à Uriage.

A son arrivée je fais un examen approfondi de la malade. Toute espèce de douleur a disparu ; seules les crises d'hystérie apparaissent de temps à autre pour la moindre cause. Les taches peu apparentes à leur centre, sont plus foncées a leur circonférence, et ressemblent aux taches ombrées ou ardoisées de la fièvre intermittente, Ce sont plutôt des colorations dues à des anomalies de pigmentation, que des stigmates produits par l'extravasation du sang à travers les capillaires ; ce qui permet de les distinguer des pétéchies et des taches du scorbut ou du purpura.

De plus elles ne présentent ni relief, ni chaleur, ni rougeur, et ne disparaissent pas sous le doigt, ce qui les différencie des diverses exanthèmes cutanés. En présence de ces signes négatifs, et de la persistance de ces taches, je ne suis point éloigné de croire, sans oser trop l'affirmer cependant, que c'est-là un des effets dus au trouble des nerfs vaso-moteurs, à la suite de l'hystérie.

Quoiqu'il en soit, ces macules ne sont influencées en aucune sorte par l'éruption menstruelle, ni par aucune circonstance morale ou physique, à la paume de la main droite on observe une

légère rougeur eczémateuse avec desquamation
furfuracée, sans prurit ni douleur du reste; une
ou deux pustules d'acné avec base rouge sur le
visage. Voilà à quoi se bornent les manifestations cutanées chez Mme L. L'état général est
bon; elle a déjà fait l'année dernière un séjour
de vingt jours à Uriage.

Prescription. 17 Juillet. Un verre tous les
matins en sortant du bain; bain d'eau minérale
pure à 35° c. d'une heure de durée. Lotions
fréquentes sur les parties malades. Purgation
tous les trois jours avec quatre verres d'eau.

19 Juillet. La malade est prise dans la nuit
d'une attaque d'hystérie; quelques antipasmodi-
ques la calment. Douches écossaises tous les trois
jours à 26° et 38° c.

9 Août. La paume des mains devient plus
souple, plus lisse; la desquamation n'a plus lieu;
seul l'acné du visage persiste encore. La malade
part après avoir pris vingt-un bains, et dix douches écossaises. Elle fera sur le visage quelques
lotions avec une solution de sublimé. Les taches
mentionnées sur le corps sont restées sans modi-
fication.

J'ai signalé, ce cas moins pour les résultats
obtenus, que pour l'observation de ces macules
dont je n'ai encore vu aucun exemple. Je ne puis
faire que des hypothèses, dans l'impossibilité où
je suis de rattacher cette affection à une cause
connue quelconque.

Contre-Indications.

—

Parmi les nombreux malades qui se présentent chaque année à Uriage, atteints des affections morbides pour lesquelles l'éfficacité des
eaux est incontestable, il en est toujours quelques-
uns qui échappent à leur heureuse influence,
soit par un séjour trop peu prolongé, soit par un
un traitement mal suivi, et dont la routine et les
inspirations individuelles ont seules établi les
règles, quelquefois aussi, il faut l'avouer, l'insuccès
ne saurait recevoir aucune explication bien plausi-
ble. Certaines idiosyncrasies pourraient-elles rendre antipathiques à ce moyen, des malades, que
tout concourt, d'autre part, à placer dans les conditions favorables, indiquées par les prévisions de la
théorie, et le fait acquis par l'expérience? Ou bien,
la nature de la maladie aurait-elle été méconnue,
et un diagnostic mal établi aurait-il conduit à diri-
ger, sur un établissement thermal, un malade qu'il
aurait été prudent d'en éloigner ? On ne saurait
le nier, il en est quelquefois ainsi. Quoiqu'il en
soit, et malgré ce que j'ai dit à l'occasion de
chaque groupe de maladies, je vais en quelques
mots faire connaître les circonstances principales
qui doivent s'opposer à l'emploi du traitement
thermal, ou rendre extrêmement circonspect,
lorsqu'on se décide à le mettre en œuvre.

Les sujets à condition athlétique, doués d'un tempérament sanguin, pléthorique, et qui sont plus ou moins prédisposés à subir les accidents dus à l'exagération de leur tempérament, tels qu'une tendance notable aux fluxions actives, aux congestions cérébrales ou pulmonaires, aux inflammations aiguës, doivent apporter, dans l'emploi des eaux minérales, la plus grande réserve, la surveillance la plus attentive, et la plus soutenue, pendant toute la durée du traitement et même au delà, car l'influence des eaux se prolonge ordinairement plusieurs mois après qu'on a cessé cet usage, et laisse pendant tout ce temps les malades sous le coup d'une surexcitation générale, très-voisine d'un état morbide. Toutes les maladies aiguës, accompagnées de fièvre, d'éréthisme, constituent une contre-indication formelle à l'usage des eaux d'Uriage. On doit également les interdire à tous les sujets atteints d'épilepsie, d'accidents apoplectiques encore récents, en un mot, dans toutes les affections cérébrales qui peuvent faire craindre un raptus vers cet organe. (1)

Les affections du foie, hépatite, cancer, coliques hépatiques, sont aussi aggravées par l'usage des eaux d'Uriage, et pourraient même donner lieu à des résultats fâcheux.

De même les affections organiques de l'estomac, les dyspepsies symptomatiques, l'état caractérisé par la lenteur des digestions, la difficulté

(1) Bernard, *Mémoire sur les eaux d'Uriage dans le* Bulletin de la Société de Statistique de l'Isère. Tom. II.

de l'assimilation chez les malades nerveux ou anémiques et faibles, sont autant de contre-indications.

Les affections anévrysmatiques du cœur, et des gros vaisseaux, s'opposent formellement à l'emploi du traitement hydro-minéral. Cependant certaine affections du cœur, de nature rhumatismale ou purement spasmodique, ont pu recevoir quelques heureuses modifications de ce traitement. C'est à M. le docteur Gerdy que revient l'honneur d'avoir signalé le premier l'effet favorable des eaux d'Uriage dans les maladies du cœur d'origine rhumatismale. Les bains et les douches améliorent très-sensiblement les indurations valvulaires consécutives à un rhumatisme articulaire aigu, et permettent aux mouvements du cœur et au passage du sang une régularité et une facilité qu'ils avaient perdues quelquefois depuis longtemps. Le traitement doit-être conduit alors avec une grande prudence, une extrême réserve, et les malades doivent être très-attentivement surveillés à tous les moments de leur cure.

Les catarrhes pulmonaires, même chroniques, mais à réaction fébrile, les phthisies, qu'elle qu'en soit la cause, lorsqu'elles sont un peu avancées, et en général toutes les affections simples ou idiopatiques de l'organe de la respiration, qui conservent encore quelques traces de l'état aigu, doivent soigneusement se tenir en garde contre l'excitation de tout traitement thermal. Il y a plus, M. Rotureau, dans son excellent ouvrage sur les Eaux Minérales, dit que « les eaux d'Uriage, sous quelque forme qu'elles soient employées, ne peuvent occasionner qu'une accélération dans la marche de la maladie, et conduire les phthisiques plus sûrement et plus vite à une issue funeste, que l'affection soit à son début ou à sa dernière période. »

Il en sera de même pour les sujets entachés d'une diathèse cancéreuse ou scorbutique évidente; ou encore de dégénérescences organiques avancées, quel que soit leur siége, lorsqu'elles s'accompagnent de symptômes généraux de fièvre lente.

Les Contre-Indications, à l'usage des eaux que je viens de formuler, d'une manière succincte et générale, sont parfaitement connues, non seulement des praticiens, mais aussi de la plupart des malades qui en sont l'objet; car je puis affirmer qu'il est fort rare que des cas de cette nature se présentent à notre observation, et que je n'ai eu que très-peu souvent l'occasion de renvoyer des malades ainsi fourvoyés. C'est donc plutôt d'après les renseignements théoriques et aussi appuyé sur l'expérience acquise par d'autres médecins des eaux, soit à Uriage, soit ailleurs, que j'ai tracé ces derniers conseils.

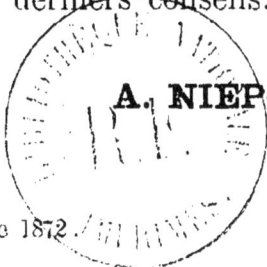

A. NIEPCE.

Cannes, Décembre 1872.

FIN.

www.ingramcontent.com/pod-product-compliance
Lightning Source LLC
Chambersburg PA
CBHW071235200326
41521CB00009B/1487